# Livre de cuisine sur la

# Diète à Faible Teneur en Glucides

# Régime pour débutants

### Par Logan Thomas

**EFFINGO**
Publishing

Pour plus de livres, visitez le site :

EffingoPublishing.com

# Télécharger un autre livre gratuitement

Nous voulons vous remercier d'avoir acheté ce livre et vous en offrir un autre (aussi long et précieux celui-ci, "Des erreurs de santé et de conditionnement physique que vous ne savez pas que vous faites", entièrement gratuit.

Visitez le lien ci-dessous pour vous inscrire et le recevoir :

www.effingopublishing.com/gift

Dans ce livre, nous allons décomposer les erreurs de santé et de conditionnement physique les plus courantes, que vous commettez probablement en ce moment même, et nous allons vous révéler comment vous pouvez facilement vous mettre dans la meilleure forme de votre vie !

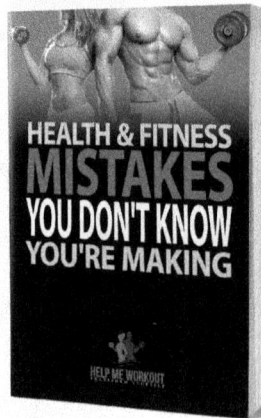

De plus, vous aurez également l'occasion d'obtenir nos nouveaux livres gratuitement, de participer à des concours et de recevoir d'autres courriels de notre part. Encore une fois, visitez le lien pour vous inscrire :

www.effingopublishing.com/gift

# Table des matières

Introduction ...........................................8

Ce qu'il faut manger et ce qu'il faut éviter ...........10

Avantages et risques pour la santé.....................13

**Recettes pour le petit déjeuner** ..............15

Rouleaux de bacon, d'œufs et de fromage ..........15

Coupes d'œufs au jambon et au fromage............17

Gaufres à faible teneur en glucides ....................19

Tacos au bacon .....................................21

Chou-fleur Benedict ................................23

Quiche sans croûte .................................26

Choux de Bruxelles avec bacon ...............29

Meilleur Shakshuka de tous les temps.............31

Frittata instantanée ................................33

Rouleaux au jambon et aux asperges.................35

Œufs au poivre et à la cayenne.....................38

Bagels cétogènes...................................40

Sandwich cétogène à la saucisse ................42

Courgettes............................................................43

Céréales cétogènes.............................................46

Pizza à faible teneur en glucides ....................48

Bouchées d'œufs au jalapeño ...........................50

**Recettes pour le déjeuner** .......................**52**

Courge spaghetti à la sauce bolognaise...............52

Rouleaux de printemps à la sauce au citron vert et aux arachides...........................................................55

Tacos au poulet grillé .....................................58

Salade de courgettes, betteraves et nouilles ........60

Pizzas portobello farcies....................................62

Rouleaux de sushi à l'avocat ............................64

Salade arc-en-ciel ............................................67

Soupe à la citrouille garnie de noix de cajou .......69

Riz frit au chou-fleur ......................................71

Salade d'amandes et d'agrumes ......................74

Mini quiche aux épinards et aux tomates ...........76

Soupe crémeuse aux champignons ....................79

Soupe de nouilles Shirataki...............................81

Salade de poulet BLT........................................84

Chili au bifteck piquant ...................................86

Salade de tacos au poulet à cuisson lente ...........88

Salade de jambon ........................................90

Salade de poulet au melon et aux tomates..........92

Sandwichs Focaccia ......................................94

**Recettes pour le souper** ...........................**96**

Burgers au bœuf et aux champignons grillés.......96

Risotto de chou-fleur aux champignons..............98

Œufs en purgatoire.......................................100

Spaghetti Scampi aux crevettes.........................103

Steak frotté au café avec salade de choux de Bruxelles 105

Rouleau de Sushi au saumon avec riz au chou-fleur 107

Sauté à l'orange, au tofu et au poivre de cayenne109

Soupe crémeuse aux tomates avec frites au parmesan 112

Gâteaux au thon croustillants ..........................114

Soupe aux boulettes de poulet et légumes ..........116

Zucchini farcis aux courgettes.........................119

Chili sans haricots .......................................122

Côtelettes de porc .......................................125

Saumon rôti aux épices avec chou-fleur ..............127

Pain de viande au lin ...................................129

Saumon grillé à la cassonade avec courgettes .....131

Piccata de poulet....................................133

Saucisse au fromage, brocoli et quinoa...............135

**Repas du soir et boissons........................139**

Jus de carotte......................................139

Jus d'amla.........................................140

Jus de grenade ....................................141

Jus de Karela .....................................142

Jus d'ananas .....................................143

Jus de melon d'eau ...............................144

Fruits à coque, noix, amandes..........................145

# INTRODUCTION

Avant de commencer, je vous recommande de vous **inscrire à notre bulletin électronique** pour recevoir des mises à jour sur les nouvelles parutions de livres ou les promotions à venir. Vous pouvez vous inscrire gratuitement, et en prime, vous recevrez un cadeau. Notre *livre* "Des *erreurs de santé et de forme physique que vous ne savez pas que vous faites* " ! Ce livre a été écrit pour démystifier, exposer ce qu'il y a à faire et à ne pas faire et pour finalement vous fournir l'information dont vous avez besoin pour obtenir la meilleure forme de votre vie. En raison de la quantité écrasante de désinformation et de mensonges racontés par les magazines et les "gourous" autoproclamés, il est de plus en plus difficile d'obtenir des informations fiables pour se mettre en forme. Au lieu d'avoir à passer par des douzaines de sources biaisées, peu fiables pour obtenir des renseignements sur votre santé et votre condition physique. Tout ce dont vous avez besoin pour vous aider a été décomposé dans ce livre pour que vous puissiez suivre facilement et obtenir immédiatement des résultats pour atteindre vos objectifs de condition-nement physique dans les plus brefs délais.

Encore une fois, pour vous abonner à notre bulletin électro-nique gratuit et pour recevoir un exemplaire gratuit de ce précieux livre, veuillez visiter le lien et vous inscrire mainte-nant www.effingopublishing.com/gift

# Ce qu'il faut manger

# et ce qu'il faut éviter

De temps en temps, nous avons tendance à opter pour une solution plus rapide pour les préparations alimentaires comme les hamburgers, les pizzas et parfois d'autres repas faits maison qui ont trouvé leur place dans nos vies grâce à la commodité. Au mépris de notre santé, nous nous contentons du confort mais ne nous inquiétons pas. Il y a une solution ! Et c'est tout aussi pratique que la nourriture rapide et aussi facile à s'y habituer.

Le blé se retrouve dans nos assiettes au petit-déjeuner, le dîner et le souper. Comme il aide à garder notre ventre plein, il nous empêche aussi de perdre du poids et de rester en forme. Le pain en tant qu'aliment général de tous les aliments liés aux glucides doit être évité. Heureusement, il y a un remplacement approprié, et c'est du teff. Si vous avez entendu parler du quinoa (une alternative au riz, les pâtes), le teff contient 20 % plus de nutriments qui favorisent la perte de poids, comme les fibres élevées, et il a également été rapporté que le teff contient plus de protéines que le quinoa. Bien qu'il existe d'autres substituts au pain (différents types), le teff est le plus efficace.

J'aimerais ajouter une autre chose essentielle dans la section sur les fruits. Imaginez ça, Sandra et Emily sont des amies du lycée et sont en réunion avec le reste de ses camarades de classe. Sandra a de la graisse dans le ventre dont elle aimerait se débarrasser. Elles veulent toutes les deux manger dehors. Sandra adore les fruits, donc elle commande toujours du jus de fruit. La réunion est dans 2 semaines, et Sandra aimerait en profiter au maximum. Malheureusement, au lieu de perdre du poids, elle prend un livre ou deux. Comment est-ce possible ? C'est parce que la plupart du temps, les restaurants et les cafés aiment mettre un peu plus de sucre et d'autres choses pour rendre leurs boissons plus agréables et asservir vos papilles. Vous ne voulez pas être cette personne dont la motivation est perdue en raison de certaines mauvaises décisions. C'est pourquoi nous sommes ici pour VOUS aider. Les fruits comme les oranges et le kiwi sont si faibles en calories que le corps brûle plus de calories sur le régulier. Il y a aussi certains légumes qui font un meilleur travail en termes de métabolisme et de perte de poids que certains fruits.

Les légumes comme le chou donnent l'impression d'avoir l'estomac plein. Certaines carottes aident aussi le foie à sécréter la bile (en d'autres termes, à perdre du poids).

# Avantages et risques pour la santé

Il était une fois, dans le jardin d'Éden, un homme et une femme avait l'avantage d'avoir toutes sortes de nourriture à portée de main. On leur a dit que tous les aliments qu'ils voyaient leur convenaient (à l'exception de cet arbre, n'en tenez pas compte pour le moment). De nos jours, aussi bénéfiques soient-ils, certains aliments peuvent causer plus de dommages s'ils sont consommés au-delà de leur usage limité.

Les oignions : Nous les mangeons surtout avec des aliments. Les oignons sont utiles pour réduire la dépression et ils sont riches en vitamines ; il y a même des rapports sur le fait qu'ils préviennent le cancer. Mais si vous en manger trop, cela peut causer des problèmes d'estomac comme des ballonnements, des crampes et même des ulcères. On dit que les fruits et légumes sont riches en nutriments lorsqu'ils sont consommés crus. Dans ce cas, je pense qu'il est acceptable de

laisser certains des éléments nutritifs passer par un processus de cuisson.

Les ananas sont aussi efficaces mais en prendre trop peut
entraîner des conséquences telles que diarrhée, nausées,
vomissements, douleurs abdominales ou brûlures d'estomac.
C'est en raison de leur haute teneur en vitamine C.

Ici, nous allons vous fournir 50+ recettes en faible tenir de
glucides pour la perte de poids, qui comprennent le petit déjeuner, le dîner et le souper.

# Rouleaux de bacon, d'œufs et de fromage

Ingrédients :

- 6 gros œufs
- 2 cuillères à soupe de lait
- ¼ poudre d'ail
- Sel kasher
- Poivre noir fraîchement moulu
- 1 cuillère à soupe de lait
- 1 cuillère à soupe de ciboulette hachée finement
- 12 tranches de bacon
- 2 tasses de cheddar râpé

Comment faire :

1. Dans un grand bol, mélanger les œufs, le lait, la poudre d'ail, le sel et le poivre.

2. Faire fondre le beurre dans la poêle à frire (feu moyen), ajouter le mélange à la poêle et remuer pendant 3 minutes.

3. Disposer les tranches de bacon sur une assiette. Saupoudrer les parties inférieures du bacon de cheddar et les parties supérieures d'une cuillerée du mélange brouillé. Roulez-les.

4. Déposer les petits pains sur la poêle. Cuire jusqu'à ce que tous les côtés deviennent croustillants.

## Informations nutritionnelles :

- Par portion : 389 Calories

- 26,3 grammes de gras total

- 10,6 grammes de gras saturés

- 330 milligrammes de cholestérol

- 1172 milligrammes de Sodium

- 2,6 grammes de glucides totaux

- 0,1 gramme de fibres alimentaires

- 1,3 gramme de sucre

- 34,1 grammes de protéines

- Vitamine D 141 %.

- Calcium 22

- Fer 11

- Potassium 7

# Coupes d'œufs au jambon et au fromage

Ingrédients :

- Aérosol de cuisson pour casserole
- 12 tranches de jambon
- 1 tasse de cheddar râpé
- 12 gros œufs
- Sel kasher
- Poivre noir fraîchement moulu
- Persil frais haché
- Moule à muffins de 12 tasses

Comment faire :

1. Avant de commencer, chauffer le four à 400 degrés Fahrenheit.
2. Vaporiser un moule à muffins de 12 tasses avec l'enduit végétal.
3. Déposer les tranches de jambon sur chaque moule à muffins pour former une tasse. Saupoudrer de cheddar et faire cuire un œuf dans chaque tasse. Saler et poivrer.
4. Mettre au four de 12 à 15 minutes.
5. Servir le plat avec le persil frais haché à votre goût.

Informations nutritionnelles :

- Par portion : 340 calories
- 12 grammes de protéines

- 10 grammes de glucides
- 7 grammes de fibres
- 1 gramme de sucre
- 30 grammes de graisse
- 9 grammes de graisse saturée
- 240 milligrammes de sodium

# Gaufres à faible teneur en glucides

## Ingrédients :

- 6 gros œufs
- 2 bananes écrasées
- 2 cuillères à soupe de beurre d'amande non sucré
- Sel kasher
- ½ cuillères à soupe de cannelle moulue
- Aérosol de cuisson
- ½ cuillère à soupe de beurre de noix de coco
- ½ c. à soupe de beurre d'amande
- ¼ banane, tranchée
- ½ cuillère à soupe de noix de Grenoble hachées
- 1 c. à table de sirop d'érable ou de nectar de noix de coco
- Fer à gaufres
- Pâte à frire (au besoin)

## Comment faire :

1. Avant de commencer, chauffer le gaufrier.
2. Mélanger les œufs, les bananes, le beurre d'amande, la farine de blé entier, la cannelle et le sel.
3. Vaporisez le gaufrier avec l'aérosol de cuisson.
4. Ajouter la pâte et cuire jusqu'à ce qu'elle soit dorée.
5. Mettre les gaufres au réfrigérateur dans un contenant refermable et servir avec les garnitures désirées

(beurre de coco, noix de Grenoble, sirop d'érable, nectar de noix de coco).

## Informations nutritionnelles :

- Par portion : 248 Calories
- Lipides totaux 14,4 grammes
- Lipides totaux 3,2 grammes
- Cholestérol 279 milligrammes
- Sodium 146 milligrammes
- Lipides totaux 20,2 grammes
- Fibres alimentaires 3,2 grammes
- Lipides totaux 11,3 grammes
- Protéines 12,5 grammes
- Vitamine C 26 microgrammes
- Calcium 58 milligrammes
- Fer 4 milligrammes
- Potassium 406 milligrammes

# Tacos au bacon

## Ingrédients :

- 16 tranches de bacon
- Poivre noir fraîchement moulu
- 6 gros œufs
- 1 cuillère à soupe de lait
- 1 cuillère à soupe de lait
- Sel kasher
- 2 cuillères à soupe de ciboulette hachée
- ¼ Monterey Jack déchiqueté
- 1 avocat
- Sauce piquante

## Comment faire :

1. Avant de commencer, chauffer le four à 400 degrés Fahrenheit et placer une feuille d'aluminium.

2. Faire prendre au bacon la forme de carrés (4 tranches de bacon chacune).

3. Poivrer les carrés de bacon.

4. Mettre les 3 tranches carrées de bacon au four et cuire au four de 30 à 35 minutes jusqu'à ce qu'elles soient croustillantes.

5. Mélanger les œufs avec le lait dans un bol.

6. Faire fondre le beurre dans une poêle (poêle en forme de bol) puis y verser le mélange lait et œufs.

7. Mélanger soigneusement avec une spatule.

8. Une fois les œufs cuits, saler et poivrer.

9. Au bout de 30 à 35 minutes, découper les tranches de bacon à l'aide d'un couteau pour leur donner une forme ronde.

10. Une fois toutes les autres étapes terminées, placer les œufs brouillés dans le bacon (3 d'entre eux). Saupoudrer le fromage, ajouter quelques tranches d'avocat et la sauce piquante comme garniture.

## Informations nutritionnelles :

- Par portion : 390 calories

- 24 grammes de protéines

- 4 grammes de glucides

- 2 grammes de fibres

- 1 gramme de sucre

- 31 grammes de graisse

- 11 grammes de graisse saturée

- 720 milligrammes de sodium

# Chou-fleur Benedict

Ingrédients :

- ½ tête chou-fleur
- 6 gros œufs
- 1 tasse de cheddar râpé
- Une pincée de fécule de maïs
- Sel kasher
- Poivre fraîchement moulu
- 1 cuillère à soupe d'huile d'olive extra vierge
- Un pressage de jus de citron
- 1 bâtonnet de beurre fondu
- Une pincée de poivre de Cayenne
- 2 tranches de bacon
- Paprika
- Ciboulette

Comment faire :

1. Avant de commencer, hacher la ciboulette et préparer le paprika chaud.

2. Déchiqueter le chou-fleur sur une râpe à caissette (déchiqueteuse).

3. Ajouter et mélanger le chou-fleur râpé et 1 œuf et dans un bol.

4. Ajouter le cheddar et la fécule de maïs et saler.

5. Chauffer l'huile dans une grande poêle à feu moyen élevé.

6. Ajouter une cuillerée du mélange d'œufs de chou-fleur et façonner en galettes (répéter l'opération jusqu'à ce que le bol soit vide).

7. Cuire le mélange d'œufs de chou-fleur jusqu'à ce qu'il soit croustillant avec une couleur brune : 5 minutes de cuisson d'un côté, puis retourner et cuire l'autre côté pendant 5 minutes également.

8. Faire bouillir l'eau dans une casserole, puis réduire le feu pour faire mijoter.

9. Tout en remuant l'eau pour ajouter 1 œuf (non fêlé) pour obtenir un bon mélange. Cuisson à la laisse 3 minutes.

10. Ensuite, placez l'œuf dans une assiette, un essuie-tout ou tout autre matériau qui vous semble pratique pour placer les aliments. (Répéter le processus pour 1 œuf de plus).

11. Avec le reste de l'eau dans la casserole, faire une hollandaise : retirer deux pouces d'eau et réduire la température de feu à feu doux.

12. Placer un bol à l'épreuve de la chaleur sur la casserole.

13. Ajouter 4 jaunes d'œufs et le jus de citron et mélangeur.

14. Ajouter le beurre et remuer en mouvement continu jusqu'à ce qu'une solution combinée se forme, puis ajouter le sel et le poivre de Cayenne.

15. Servez les galettes de chou-fleur avec du bacon, des œufs durs et de la sauce hollandaise avec de la ciboulette hachée et du paprika.

## Informations nutritionnelles :

- Par portion : 683 calories

- 57 grammes de graisse
- 8 grammes de glucides
- 2 grammes de Fibre
- 35 grammes de protéines

# Quiche sans croûte

Ingrédients :
- 1 cuillère à soupe de lait
- 8 onces de champignons crémini, tranchés finement
- 1 échalote
- 2 tasses d'épinards
- Sel kasher
- Poivre noir fraîchement moulu
- 8 gros œufs
- ¼ tasses de lait entier
- ¼ tasses de tomates séchées au soleil emballées dans de l'huile, hachées
- Parmesan fraîchement râpé

Comment faire :

1. Avant de commencer, chauffer le four à 375 degrés Fahrenheit.

2. Faire fondre le beurre dans une poêle à feu moyen.

3. Ajouter les champignons dans la poêle et laisser cuire pendant 2 minutes.

4. Commencez à remuer les champignons dans la poêle pendant 5 à 6 minutes, jusqu'à ce qu'ils soient tendres et dorés.

5. Ajouter l'échalote et cuire jusqu'à ce qu'elle sente bon.

6. Ajouter les épinards et cuire 1 minute de plus après avoir flétris.

7. Saler et poivrer.

8. Mélanger les œufs, le lait, les tomates et le parmesan dans un bol.

9. Mettre le mélange de champignons dans le bol, saler et poivrer à nouveau.

10. Verser le tout dans un moule à tarte de 8 à 9 pouces et cuire au four jusqu'à ce que les œufs soient cuits 18 à 20 minutes.

11. Ensuite, laissez refroidir (3 minutes recommandées), et c'est prêt à être servi.

## Informations nutritionnelles :

- Par portion : 217,6 calories

- 15,1 grammes de matières grasses

- 7,5 grammes de gras saturés

- 0,7 gramme de graisse polyinsaturée

- 3 grammes de gras monoinsaturés

- 184,6 milligrammes de cholestérol

- 597 milligrammes de Sodium

- 52,6 milligrammes de potassium

- 3,7 grammes de glucides totaux

- 0,4 gramme de fibres alimentaires

- 1,6 gramme de sucre

- 17,1 grammes de protéines

- Vitamine A 19 %.

- Vitamine B-12 4,5

- Vitamine B-6 2,4

- Vitamine C 9,2
- Vitamine D 6,9
- Vitamine E 2,4
- Calcium 25,1
- Cuivre 0,5
- Folate 4,7
- Fer 4,2
- Magnésium 0,4
- Niacine 0,0 %
- Acide pantothénique 4,1
- Phosphore 5,8
- Riboflavine 4,9
- Sélénium 10,1
- Thiamine 1,7
- Zinc 2,1

# Choux de Bruxelles avec bacon

## Ingrédients :

- 2 livres de choux de Bruxelles

- 6 tranches de bacon

- 2 cuillères à soupe de sauce de bison et plus pour servir

- ½ cuillère à soupe de poudre d'ail

- Une pincée de sel

- Sel kasher

- Poivre noir fraîchement moulu

- 6 gros œufs de poules élevées en plein air (œufs de poules qui sont autorisés à l'extérieur et qui ont des effets bénéfiques sur la santé)

- Ciboulette fraîchement hachée

## Comment faire :

- Avant de commencer, chauffer le four à 425 degrés Fahrenheit.

- Mettre les choux de Bruxelles, le bacon, l'huile, la sauce bison, la poudre d'ail et les flocons de piment rouge dans un grand bol.

- Cuire au four pendant 15 minutes (jusqu'à ce que le bacon soit croustillant et que les choux de Bruxelles soient tendres).

- Faire 6 cercles en forme de nid en vidant les centres, puis ajouter 1 œuf à chaque nid, puis saler et poivrer.

- Cuire les œufs au four de 8 à 10 minutes.

- Servir avec de la ciboulette garnie et de la sauce au bison.

## Informations nutritionnelles :

- Calories : 113

- 6,9 grammes de gras

- 6,8 grammes de glucides

- 7,9 grammes de protéines

# Meilleur Shakshuka de tous les temps

Ingrédients :

- 1 cuillère à soupe d'huile d'olive

- ½ oignon pelé et coupé en dés

- 1 gousse d'ail hachée

- 1 poivron épépiné et haché

- 4 tasses de tomates mûres en dés / 2 boîtes 14 onces de tomates en dés

- 2 cuillères à soupe de pâte de tomates

- 1 cuillère à café de poudre de chili au lait

- 1 cuillère à café de cumin

- 1 cuillère à café de paprika

- Une pincée de poivre de Cayenne (possibilité d'en ajouter au goût)

- Une pincée de sucre (restez bas pour éviter les glucides)

- Sel et poivre

- 6 œufs

- ½ cuillère à soupe de persil frais haché

Comment faire :

1. Avant de commencer, chauffer une grande poêle à feu moyen.

2. Chauffer lentement l'huile d'olive dans la poêle).

3. Ajouter l'oignon et cuire jusqu'à ce qu'il ramollisse.

4. Ajouter l'ail et poursuivre la cuisson jusqu'à ce que l'odeur change.

5. Ajouter le poivron et cuire de 5 à 7 minutes à feu moyen jusqu'à ce qu'il ramollisse.

6. Ajouter la pâte de tomates et les tomates en dés dans la poêle. Remuer jusqu'à ce qu'ils se mélangent.

7. Ajouter les épices et le sucre, puis remuer pendant 5 à 7 minutes jusqu'à ce qu'il mijote.

8. Ajoutez les suppléments facultatifs à ce stade pour en déterminer le goût.

9. Ajouter les œufs à différents endroits du plat (directement sans les battre ni les mélanger avec le mélange dans la casserole).

10. Laisser mijoter de 10 à 15 minutes. Remarque : Veillez à ce que la sauce ne réduise pas trop.

11. (Optionnel) Laisser couler encore un peu pour que le mélange puisse se solidifier.

# Frittata instantanée

## Ingrédients :

- 6 œufs

- ½ cuillère à café de sel marin fin

- Poivre noir (moulu)

- 8 onces de fleurons de brocoli

- 3 oignons verts hachés,

- 2 onces de fromage cheddar râpé

- 1 tasse d'eau

- Aérosol de cuisson

- Pot instantané

## Comment faire :

1. Mélanger les œufs, le sel, le poivre noir, puis ajouter le brocoli haché, les oignons verts et le cheddar.

2. Vaporiser un moule de 7 pouces, puis y ajouter le mélange.

3. Versez l'eau (1 tasse) dans une casserole instantanée et placez un dessous de plat par-dessus pour garder la casserole au-dessus de l'eau.

4. Placez la casserole avec le mélange de frittata sur le dessus du dessous de plat et fermez le couvercle, puis utilisez la cocotte-minute ou le bouton manuel sur votre machine pour cuire à haute pression pendant 10 minutes.

5. Ensuite, laissez-le relâcher la pression pendant encore 10 minutes (pas de cuisson).

6. Ouvrez ensuite l'évent pour relâcher plus de pression (s'il en reste).

7. Retirez la valve après la chute de la valve flottante dans le couvercle (indiquant qu'il est sécuritaire de l'enlever). Note : Prendre des précautions pour retirer frittata de la poêle. Si vous voyez du liquide sur le dessus, il se solidifiera peu après une certaine évaporation pendant le refroidissement.

8. Servir le plat en tranchant la frittata en 4 tranches.

## Informations nutritionnelles :

- Par portion : 92 calories
- 1 gramme de glucides
- 6 grammes de protéines
- 6 grammes de graisse
- 2 grammes de gras saturés
- 132 milligrammes de cholestérol
- 193 milligrammes de Sodium
- 97 milligrammes de Potassium
- 1,7 milligramme de vitamine C
- 80 milligrammes de Calcium
- 0,7 milligramme de fer

# Rouleaux au jambon et aux asperges

## Ingrédients :

- ½ livres de tiges d'asperges rognées
- 2 cuillères à soupe d'huile d'olive
- Sel kasher
- Poivre noir fraîchement moulu
- 8 gros œufs
- 3 cuillères à soupe de lait
- 2 cuillères à soupe de ciboulette hachée finement et plus pour la garniture
- 8 tranches de jambon
- 2 cuillères à soupe de farine tout usage
- 1/3 de tasse de lait entier
- 2/3 tasse de parmesan fraîchement râpé
- Une pincée de sel

## Comment faire :

1. Avant de commencer, chauffer le four à 400 degrés Fahrenheit.
2. Tremper les asperges dans l'huile sur un plateau métallique.
3. Saler et poivrer.
4. Faire rôtir pendant 10 minutes (jusqu'à tendreté).

5. Entre-temps, faire fondre 1 c. à soupe de beurre à feu moyen dans une poêle.

6. Mélanger les œufs dans un bol, les verser dans la casserole et réduire légèrement le feu.

7. Remuer avec une spatule.

8. Une fois les œufs cuits, saler et poivrer.

9. Incorporer la ciboulette et retirer du feu.

10. Déposer le jambon sur une surface (assiette, planche à découper, etc.) et remplir les jambons de 2 cuillères à soupe d'œufs brouillés et de 2 à 3 asperges.

11. Rouler le jambon et le déposer dans un plat allant au four moyen, côté couture vers le bas. (Répéter les étapes jusqu'à ce que tous les œufs et les asperges soient utilisés.

12. Faire fondre le beurre dans une poêle à feu moyen.

13. Ajouter la farine et mélanger fréquemment pendant la cuisson (jusqu'à ce que le mélange fonce), puis ajouter le lait.

14. Cuire à feu doux et le mélange épaissit légèrement, puis poursuivre la cuisson pendant une minute supplémentaire.

15. Éteindre le feu et ajouter, remuer et faire fondre le parmesan.

16. Ajouter du sel et de la muscade pour aromatiser.

17. Verser le mélange sur les rouleaux de jambon et **FAIRE GRILLER AU FOUR** pendant 2 à 3 minutes (jusqu'à ce qu'il soit légèrement doré).

18. Servir et décorer de ciboulette.

## Informations nutritionnelles :
- Par portion : 53,7 Calories

- 3,1 grammes de gras
- 15,3 milligrammes de cholestérol
- 1,6 gramme de glucides
- 0,6 gramme de fibres alimentaires
- 0,4 gramme de sucre

# Œufs au poivre et à la cayenne

## Ingrédients :

- 1 poivron, tranché en rondelles de ¼ pouces.
- 6 œufs
- Sel kasher
- Poivrons noirs fraîchement moulus
- 2 cuillères à soupe de ciboulette hachée
- 2 cuillères à soupe de persil haché

## Comment faire :

1. Avant de commencer, chauffer une poêle à feu moyen puis graisser légèrement avec un enduit végétal.

2. Ajouter 1 rondelle de poivre dans la poêle, cuire d'un côté pendant 2 minutes. Retournez-le, puis cassez un œuf au milieu.

3. Saler et poivrer, puis cuire jusqu'à ce que l'œuf soit cuit pendant 2 à 4 minutes.

4. Répéter l'opération avec les autres œufs, puis garnir de ciboulette et de persil.

## Informations nutritionnelles :

- Par portion : 121,5 Calories
- 2,3 grammes de gras
- 161,7 milligrammes de cholestérol
- 4 grammes de glucides
- 1 gramme de fibres alimentaires
- 0 gramme de sucre
- Vitamine A 63,9

- Vitamine B-12 10,4 %.
- Vitamine B-6 10,4 %.
- Vitamine C 155,8
- Calcium 5,5
- Cuivre 2,1
- Folate 98 % d'acide folique
- Fer 6,2 %
- Manganèse 3,7 %
- Niacine 1,5
- Acide pantothénique 8,0
- Acide phosphorique 12,8 %.
- Riboflavine 19,1
- Sélénium 27,2
- Thiamine 4,7
- Zinc 5,1

# Bagels cétogènes

- 2 tasses de farine d'amandes
- 1 cuillère à soupe de levure chimique
- 3 tasses de fromage mozzarella râpé
- 2 onces de fromage à la crème
- 2 gros œufs plus 1 gros œuf légèrement battu
- 3 cuillères à soupe d'assaisonnement pour bagels

## Comment faire :

1. Avant de commencer, chauffer le four à 400 degrés Fahrenheit.

2. Tapisser de papier parchemin 2 plaques de métal cerclées (plaques à pâtisserie).

3. Dans un grand bol, mélanger la farine d'amandes et la levure chimique.

4. Mélanger la mozzarella et le fromage à la crème dans un autre bol de taille moyenne (qui peut résister au micro-ondes) et cuire au micro-ondes pendant 30 secondes, puis remuer (répéter l'opération au micro-ondes et remuer pendant un total de 8 tours) pendant 2 minutes.

5. Gratter le mélange dans le bol avec le mélange de farine d'amandes et ajouter les deux œufs, les mélanger jusqu'à ce qu'ils soient bien mélangés.

6. Diviser la pâte en 8 portions et rouler chacune en boule.

7. Façonner chacun en bagel, puis les déposer sur les plateaux de métal.

8. Badigeonner le dessus de chaque bagel d'œuf battu et saupoudrer d'assaisonnement à bagels.

9. Cuire les bagels sur la grille pendant 20 à 24 minutes (jusqu'à ce qu'ils deviennent dorés). Laisser refroidir (10 minutes recommandées).

## Informations nutritionnelles :

- Par portion : 449 Calories

- 35,5 grammes de matières grasses

- 10 grammes de glucides

- 4 grammes de Fibre

- 27,8 grammes de fibres

# Sandwich cétogène à la saucisse

## Ingrédients :

- Aérosol de cuisson pour casserole
- 1 cuillère à soupe d'huile d'olive
- 2 gros œufs
- Sel kasher
- Poivre noir fraîchement moulu
- ¼ tasse de sauce à pizza
- ¼ tasse de mozzarella râpée
- 10 mini pepperoni
- Parmesan fraîchement râpé
- Origan séché

## Comment faire :

1. Utiliser un enduit végétal en aérosol sur une poêle moyenne et l'intérieur d'un couvercle de bocal de maçon (bocal en verre), et chauffer la poêle (poêle) à feu moyen.

2. Placer le bocal de maçon au centre de la poêle et y casser 1 œuf.

3. Ajouter la moitié de la sauce à pizza, la moitié du fromage et la moitié du pepperoni. Couvrir et cuire jusqu'à ce que le blanc d'œuf soit pris et que le fromage soit fondu, 4 à 5 minutes. (Répéter avec le reste des ingrédients).

4. Garnir de parmesan et d'origan, saler et poivrer et servir.

# Courgettes

## Ingrédients :

- 2 courgettes, pelées en lanières
- ¼ livre de jambon, haché
- ½ tasses de tomates cerises, coupées en quartiers
- 8 œufs
- ½ tasses de crème épaisse
- Sel kasher
- Poivre noir fraîchement moulu
- ½ cuillère à soupe d'origan séché
- 1 tasse de pincée de flocons de poivron rouge
- 1 tasse de cheddar râpé
- Aérosol de cuisson

## Comment faire :

1. Avant de commencer, assurez-vous que les courgettes sont pelées en lanières et que les jambons sont hachés. Chauffer le four à 400 degrés Fahrenheit et vaporiser un moule à muffins d'enduit à cuisson.

2. Placer les lamelles de courgettes à l'intérieur du muffin (en forme de croûte) et saupoudrer le jambon et les tomates cerises à l'intérieur de chaque croûte.

3. Mélanger les œufs, la crème, la crème, l'origan et les flocons de piment rouge, puis saler et poivrer dans un bol et ajouter du sel et du poivre.

4. Verser le mélange sur le jambon et les tomates à l'intérieur des lamelles de courgettes.

5. Cuire le tout au four pendant 30 minutes (les œufs laisseront entrevoir des signes de cuisson).

## Informations nutritionnelles :

- Par portion : 197.4 Calories
- 13,7 grammes de gras total
- 6 grammes de gras saturés
- 2,1 grammes de gras polyinsaturés
- 4,2 grammes de gras monoinsaturés
- 370 milligrammes de cholestérol
- 203,1 milligrammes de sodium
- 289,4 milligrammes de potassium
- Total de glucides : 5,9 grammes
- 2,1 grammes de fibres alimentaires
- 0,8 gramme de sucre
- 13,4 grammes de protéines
- Vitamine A 22,1
- Vitamine B-12 16 %
- Vitamine B-6 11,8
- Vitamine C 6,2
- Vitamine C 20
- Vitamine E 0,4
- Calcium 8,6
- Cuivre 2,7
- Folate 14,8
- Fer 9,6

- Magnésium 3,1
- Manganèse6,5
- Niacine 1,2
- Acide pantothénique 0,8
- Phosphore 23,9
- Riboflavine 21,4
- Sélénium 0,6
- Thiamine 2,0
- Zinc 8,9

# Céréales cétogènes

Ingrédients :
- Aérosol de cuisson
- 1 tasse d'amandes hachées
- 1 tasse de noix, hachées
- 1 tasse de flocons de noix de coco non sucrés
- ¼ tasse de graines de sésame
- 2 cuillères à soupe de graines de lin
- 2 cuillères à soupe de graines de chia
- ½ cuillère à soupe de clou de girofle moulu
- ½ cuillères à soupe de cannelle moulue
- 1 cuillère à café d'extrait pur de vanille
- 1 cuillère à café de sel kasher
- 1 gros oeuf blanc
- ¼ huile de noix de coco fondue

Comment faire :
1. Avant de commencer, chauffer le four à 350 degrés Fahrenheit et graisser une plaque à pâtisserie avec un enduit végétal.

2. Mélanger les amandes, les noix de Grenoble, les flocons de noix de coco, les graines de sésame, les graines de lin et les graines de chia dans un grand bol.

3. Dans un autre bol, battre l'œuf jusqu'à ce que la mousse soit visible et l'ajouter au mélange, puis l'incorporer au granola.

4. Ajouter l'huile de noix de coco et remuer jusqu'à l'obtention d'une texture unique.

5. Verser sur la plaque de métal préparée (plaque à pâtisserie) et étaler en une couche uniforme.

6. Cuire au four de 20 à 25 minutes (ou jusqu'à ce que la couleur devienne dorée).

7. Remuer lentement, laisser refroidir complètement.

## Informations nutritionnelles :

- Par portion : 90 Calories

- 3,5 grammes de gras total

- 0 gramme de graisse saturée

- 0 gramme de gras trans

- 0 milligramme de cholestérol

- 90 grammes de Sodium

- 20 milligrammes de Potassium

- 11 grammes de glucides totaux

- 6 grammes de fibres alimentaires

- 0 gramme de sucre

- 10 grammes de protéines

- Calcium 3,9

- Fer 6,1

# Pizza à faible teneur en glucides

## Ingrédients :

- 4 gros œufs
- 2 ½ mozzarella râpées
- ¼ Parmesan râpé
- Sel kasher
- Poivre noir fraîchement moulu
- ½ cuillère à soupe d'origan séché
- Pincée de flocons de poivron rouge
- 2 c. à table de sauce à pizza
- ¼ mini pepperoni
- ½ Poivron vert haché

## Comment faire :

1. Avant de commencer, chauffer le four à 400 degrés Fahrenheit et tapisser une plaque de métal (plaque à pâtisserie) de papier parchemin.

2. Combiner les œufs, 2 tasses de mozzarella et le parmesan dans un bol.

3. Remuer jusqu'à ce que le tout soit bien mélangé, puis ajouter le sel, le poivre, l'origan et les flocons de piment rouge.

4. Étendre le mélange sur une plaque à pâtisserie dans une rondelle de ½ pouces d'épaisseur.

5. Cuire au four jusqu'à 12 minutes (jusqu'à ce qu'ils soient légèrement dorés).

6. Étendre la sauce à pizza sur la croûte cuite. Garnir du reste de mozzarella, de pepperoni et de poivron.

7. Faire cuire la pizza pendant environ 10 minutes (jusqu'à ce que les signes de fonte du fromage et de la croûte soient visibles),

8. La croûte est croustillante, environ 10 minutes de plus. Possibilité d'ajouter du parmesan saupoudré sur le dessus et enfin servir.

## Informations nutritionnelles :

- Par portion : 300 Calories (4 tranches)

- 25 grammes de gras

- 622 milligrammes de cholestérol

- 6 grammes de glucides

- 27 grammes de sucre

# Bouchées d'œufs au jalapeño

## Ingrédients :

- 12 tranches de bacon
- 10 gros œufs
- ¼ tasse de crème sure
- 1 tasse de cheddar râpé
- 1 tasse de cheddar râpé
- 2 piments jalapeños, 1 émincé et 1 tranche mince
- 1 cuillère à café de poudre d'ail
- Sel kasher
- Poivre noir fraîchement moulu
- Aérosol de cuisson (pour poêle antiadhésive)

## Comment faire :

1. Avant de commencer, chauffer le four à 375 degrés Fahrenheit.

2. Cuire le bacon dans une poêle à feu moyen (jusqu'à ce qu'il devienne un peu brun).

3. Utilisez un essuie-tout pour égoutter le bacon d'huile.

4. Dans un grand bol, fouetter les œufs, la crème sure, les fromages, le jalapeño haché et la poudre d'ail.

5. Saler et poivrer.

6. Vaporiser un moule à muffins d'enduit à cuisson et tapisser chaque bacon sur chaque moule.

7. Verser le mélange dans chaque moule (2/3 de remplissage) et ajouter une tranche de jalapeño sur le dessus pour chacun.

8. Cuire au four pendant 20 minutes (jusqu'à ce que les oeufs n'aient plus l'air mouillés). Laisser refroidir légèrement avant de retirer du moule à muffins. Servir.

## Informations nutritionnelles :

- Par portion : 157 Calories

- 12 grammes de gras

- 1 gramme de glucides

- 9 grammes de sucre

# RECETTES POUR LE DÉJEUNER

## Courge spaghetti à la sauce bolognaise

Ingrédients :

- 1 grosse courge spaghetti
- 3 cuillères à soupe d'huile d'algues
- 1 et ¼ cuillères à café de sel marin (1 pour le goût)
- ½ oignon jaune moyen haché
- 5 gousses d'ail émincé
- ½ cuillère à soupe d'origan séché
- 1 cuillère à soupe de persil séché
- 2 cuillères à café de thym séché
- 2 cuillères à café de romarin séché
- 2 cuillères à café de basilic séché
- ¼ cuillère à café de cayenne
- 1 livre de boeuf haché nourri à l'herbe
- 28 onces de tomates en conserve écrasées
- 3 cuillères à soupe de pâte de tomates
- 2 c. à thé de sirop d'érable pur (optionnel)

Comment faire :

1. Avant de commencer, chauffer le four à 415 degrés Fahrenheit.

2. Couper l'extrémité et la queue de la courge spaghetti et utiliser une cuillère pour enlever les graines.

3. Arroser la chair d'une cuillère à soupe d'huile d'algue et saupoudrer de ¼ cuillère à café de sel marin.

4. Placer les courges sur une plaque à pâtisserie, côté coupé vers le bas, et faire rôtir de 45 à 50 minutes, ou jusqu'à ce qu'elles soient très tendres.

5. Entre-temps, utiliser une grande poêle à feu moyen pour cuire 2 cuillères à soupe d'huile d'algue.

6. Ajouter l'oignon et cuire et remuer pendant environ 8 minutes (jusqu'à ce que l'oignon soit translucide).

7. Ajouter l'ail et les fines herbes (de l'origan au piment de Cayenne) et poursuivre la cuisson pendant 3 minutes.

8. Ajouter le sel de mer, les tomates concassées, la pâte de tomates et le sirop d'érable pur.

9. Faites de la place pour le boeuf haché dans la poêle.

10. Cuire le bœuf pendant 3 minutes des deux côtés (jusqu'à ce qu'il soit doré).

11. À l'aide d'une spatule, mélanger la viande avec ce qui se trouve dans la poêle.

12. Ajouter 1 c. à thé de sel de mer, les tomates concassées, la pâte de tomates et le sirop d'érable. Ne faites pas cuire la viande jusqu'au bout pour l'instant.

13. Remuer et cuire de 30 minutes à une heure, selon le moment où la sauce commence à faire des bulles.

14. Selon le goût, ajoutez plus de sel de mer.

15. Verser sur la courge spaghetti avec du basilic frais.

## Informations nutritionnelles :

- Par portion : 300 Calories

- 12 grammes de gras total
- 2 grammes de gras saturés
- 0 gramme de gras trans
- 0 gramme de cholestérol
- 1,82 gramme de sodium
- 40 grammes totaux des glucides
- 9 grammes de fibres alimentaires
- 13 grammes de Sucre
- 8 grammes de protéines

# Rouleaux de printemps à la sauce au citron vert et aux arachides

Ingrédients :

- ½ tasse de beurre d'arachide crémeux non salé
- ¼ tasse et 1 cuillère à soupe d'eau chaude
- 2 cuillères à soupe de jus de citron vert fraîchement pressé
- 1 cuillère à soupe + 1 cuillère à café de sauce soja.
- 1 cuillère à soupe de vinaigre de riz
- 2 cuillères à café de racine de gingembre frais râpée
- 1 cuillère à café de sauce sriracha
- 2 onces de nouilles de riz brun séchées
- 8 enveloppes rondes en papier de riz brun (plus un supplément en cas d'erreur ! !!)
- 1 livre de crevettes cuites (déveinées et pelées)
- 1,5 tasse de chou rouge tranché finement
- 1 grosse tranche de poivron orange/jaune/rouge en fines lanières
- 1 avocat mûr dénoyauté et tranché
- Bébé, feuilles de laitue rouge
- Feuilles de coriandre fraîche
- Feuilles de menthe fraîche

## Comment faire :

- Mélanger tous les ingrédients dans le bol d'un petit robot culinaire (mélangeur, mélangeur), puis commencer à mélanger jusqu'à ce que la solution soit lisse (si la solution est trop épaisse, ajouter une cuillerée à thé d'eau et mélanger de nouveau).

- Saler et poivrer.

- Faire bouillir l'eau dans une grande casserole et cuire les nouilles de riz brun (selon les instructions sur l'emballage).

- Égoutter l'excès d'eau en le laissant refroidir.

- Remplissez un grand bol d'eau chaude.

- Travailler avec un papier à la fois.

- Tremper le papier de riz brun dans l'eau chaude pendant 15 secondes.

- Disposer 3 à 4 moitiés de six crevettes en ligne, côté coupé vers le haut au centre du papier de riz, en laissant de 1 à 1,5 pouce de chaque côté de la crevette.

- Déposer les nouilles de riz cuites sur les crevettes.

- Ajouter les garnitures de chou rouge râpé, 2 à 3 lanières de poivron, deux tranches d'avocat et de feuilles de laitue, et de coriandre fraîche (dans cet ordre).

- Replier la moitié inférieure de l'emballage (papier de riz brun) sur la garniture en la maintenant en place.

- Enroulez-le bien mais avec précaution pour ne pas déchirer le papier du haut vers le bas. (Répétez l'opération pour le reste).

- Servir avec du beurre d'arachide crémeux comme trempette.

# Informations nutritionnelles :

- Par portion : 170 Calories
- 9 grammes de gras total
- 1,5 gramme de gras saturé
- 0 gramme de gras trans
- 20 milligrammes de cholestérol
- 440 milligrammes de Sodium
- 18 grammes de glucides totaux
- 2 grammes de fibres alimentaires
- 1 gramme de Sucre
- 4 grammes de protéines
- Vitamine A 30
- Vitamine C 8
- Calcium 2
- Fer 4

# Tacos au poulet grillé

- 1 livre de poitrines/cuisses de poulet désossées et sans peau

- 2 cuillères à soupe d'assaisonnement pour bagels

- 3 gousses d'ail émincées

- 3 cuillères à soupe d'huile d'olive

- 8 feuilles de laitue romaine rincées

- 1 avocat séché

- 1 tomate séchée

- ¼ tasse d'oignon coupé en dés

- ½ tasse de coriandre en vrac

- ½ tasse de yogourt grec/crème sure/mayonnaise

- 1 jalapeño

- ½ jus de citron vert

- Une pincée de sel

1. Dans un grand sachet à fermeture éclair, ajouter le poulet, 2 gousses d'ail, 1 c. à soupe d'huile d'olive et d'épices, et l'assaisonnement à taco.

2. Réfrigérer de 15 à 30 minutes (jusqu'à 24 heures).

3. Sortir le poulet (seulement) et le chauffer dans une poêle pendant 9 à 10 minutes de chaque côté à feu moyen élevé.

4. Mettre la laitue romaine, l'avocat, la tomate et l'oignon (laisser certains des éléments mentionnés pour

la garniture) dans un robot culinaire (mélangeur, mixeur, etc.) pendant 1 minute (jusqu'à ce qu'ils soient crémeux).

5. Déposer les feuilles de laitue avec le poulet et les ingrédients restants qui ne sont pas dans le mélangeur. Arroser du mélange. Maintenant, il est prêt à être servi.

## Informations nutritionnelles :

- Par portion : 185 Calories
- 6,2 grammes de gras total
- 2,5 grammes de gras saturés
- 0,1 gramme de gras trans
- 1,6 gramme de gras polyinsaturés
- 1,6 gramme de gras monoinsaturés
- 28 milligrammes de cholestérol
- 601 milligrammes de Sodium
- 213 milligrammes de potassium
- 19 grammes de glucides totaux
- 1,2 gramme de fibres alimentaires
- 1,3 gramme de sucre
- 13 grammes de protéines
- Vitamine A 3,9
- Vitamine C 0,3
- Calcium 9,2
- Fer 8.7 % (en anglais)

# Salade de courgettes, betteraves et nouilles

## Ingrédients :

- 2 cuillères à soupe d'huile d'olive extra vierge
- 3 gousses d'ail coupées finement
- 16 onces de courge zucchini
- 1 petite betterave
- 1 cuillère à café de sauce sriracha
- ½ cuillère à café de sel
- 1/8 c. à thé de poivre noir moulu
- 2 cuillères à soupe de jus de citron vert fraîchement pressé
- 1 cuillère à café d'huile de sésame
- 3 cuillères à soupe de feuilles de coriandre hachées

## Comment faire :

1. Avant de commencer, chauffer la poêle ou le poêlon à feu vif.

2. Ajouter l'huile d'olive extra vierge et cuire pendant 15 secondes.

3. Éteindre le feu et ajouter l'ail et les graines de sésame dans la poêle.

4. Laisser refroidir à température ambiante.

5. Entre-temps, couper les extrémités des courgettes et des betteraves.

6. Utiliser un spiraleur de légumes (coupe-légumes).

7. Mettre les nouilles de courgettes et les nouilles de betteraves dans des bols **séparés.**

8. Ajouter l'huile d'ail refroidie dans les nouilles aux courgettes et remuer doucement jusqu'à ce que l'huile soit enrobée uniformément sur les nouilles.

9. Réfrigérer les deux bols de nouilles.

10. Après refroidissement, fouetter tous les ingrédients de la vinaigrette, sauf les feuilles de coriandre.

11. Mélanger délicatement avec les nouilles de courgettes (les deux) et les feuilles de coriandre. Prêt-à-servir.

## Informations nutritionnelles :

- Par portion : 280 Calories
- 16 grammes de gras total
- 3,5 grammes de gras saturés
- 0 gramme de gras trans
- 0 milligramme de cholestérol
- 110 milligrammes de Sodium
- 1031 milligrammes de potassium
- 25 grammes de glucides totaux
- 6 grammes de fibres alimentaires
- 10 grammes de Sucre
- 11 grammes de protéines
- Calcium 19 %.
- Fer 28 %.

# Pizzas portobello farcies

## Ingrédients :

- 6 chapeaux de champignons portobellos enlevés, lavés et séchés à l'aide d'un essuie-tout

- 2 cuillères à soupe d'huile d'olive extra vierge

- 2 cuillères à café d'ail émincé

- 6 cuillères à café d'assaisonnement/d'origan et de feuilles de basilic

- ¾ tasses de sauce à pizza (ail et fines herbes)

- ½ tasses de fromage mozzarella râpé allégé/mélange de fromage pizza à teneur réduite en gras

- 30 peppéronis

- 6 tranches de tomates cerises/tomates raisins

- Sel et poivre

## Comment faire :

- Avant de commencer, **griller le** four à feu vif et placer la tablette du four au centre.

- Mélanger l'huile, l'ail et l'assaisonnement dans un petit bol.

- Badigeonner le fond de chaque champignon avec le mélange préparé et les déposer sur un plateau en métal légèrement graissé.

- Remplir chaque champignon de 2 cuillères à soupe de sauce à pizza, ¼ tasse de fromage mozzarella, 6 petits peppéronis et des tranches de tomate.

- **Griller** jusqu'à ce que le fromage soit fondu et doré.

- Servir et saupoudrer du reste de l'assaisonnement italien et du mélange de feuilles de basilic et d'origan.

## Informations nutritionnelles :

- Par portion : 215 Calories

- 13 grammes de gras total

- 6,5 grammes de gras saturés

- 0,4 gramme de gras trans

- 1,1 gramme de gras polyinsaturés

- 4,3 grammes de gras monoinsaturés

- 36 milligrammes de cholestérol

- 603 milligrammes de Sodium

- 502 milligrammes de potassium

- 11 grammes de glucides totaux

- 1,9 gramme de fibres alimentaires

- 4,7 grammes de sucre

- 14 grammes de protéines

- Vitamine A 12

- Vitamine C 2,7

- Calcium 25

- Fer 5

# Rouleaux de sushi à l'avocat

Ingrédients :

- 80 grammes de riz à sushi non cuit
- 1 cuillère à soupe de vinaigre de riz
- ½ cuillères à soupe de sucre
- 1 feuille de papier nori algues marines
- ½ gros avocat, épépiné et coupé en lanières
- ½ poivron jaune, épépiné et coupé en lanières
- 1 à 2 feuilles tranchées Laitue Iceberg
- 1 gros avocat

Comment faire :

1. Cuire le riz à sushi selon les instructions sur l'emballage.

2. Mettre le riz à sushi dans un bol avec le sucre, le vinaigre de riz et laisser refroidir.

3. Couper le papier d'algues en deux et réserver.

4. Placez une couche de film alimentaire sur une natte de bambou pour empêcher le riz de coller.

5. Placez le papier d'algues sur la natte de bambou, utilisez une cuillère humide, ajoutez la moitié du riz à sushi et étalez-le uniformément sur le papier d'algues.

6. Retournez le riz avec le papier d'algues.

7. Déposer les légumes (tranchés) sur le papier d'algues.

8. Rouler et presser délicatement les sushis en forme de carré. (Répéter jusqu'à ce que tout soit utilisé).

9. Hacher 1 gros avocat entier en deux et en gratter l'intérieur.

10. L'autre avocat (0,5) doit être tranché avec précaution, en gardant toute sa forme, puis ces tranches doivent être déplacées vers le haut du rouleau de sushi, et les couvrir avec le film alimentaire pour presser les tranches d'avocat sur les rouleaux avec les autres.

11. Couper chaque rouleau en 8 morceaux de sushi.

12. Retirez le film alimentaire, et il est prêt à servir avec de la sauce soja et du wasabi.

## Informations nutritionnelles :

- Par portion : 321 Calories

- 11 grammes de gras total

- 1,6 gramme de gras saturés

- 1,4 gramme de gras polyinsaturés

- 6,8 grammes de gras monoinsaturés

- 0 milligramme de cholestérol

- 34 milligrammes de Sodium

- 422 milligrammes de potassium

- 51 grammes de glucides totaux

- 4,7 grammes de fibres alimentaires

- 0.3 gramme de Sucre

- 6,5 grammes de protéines

- Vitamine A 2,3

- Vitamine C 10

- Calcium 1,1

- Fer 8,4

# Salade arc-en-ciel

Ingrédients :

- 1 poignée d'épinards frais
- 1 poignée de chou rouge épépiné et coupé en morceaux
- 1 petite carotte crue râpée
- 1 cour poivrée pelée, hachée et rôtie
- 1 brocoli haché cuit à la vapeur
- 1 cuillère à soupe de vinaigre de riz
- 1 cuillère à soupe de vinaigre de riz
- ¼ d'un avocat en dés
- 1 Flocons de varech séchés
- ¼ cuillère à soupe d'eau
- 1 gros morceau de gingembre frais pelé
- 3 cuillères à soupe de lait
- 2 c. à table de sirop d'érable pur
- 2 cuillères à soupe de vinaigre de riz
- 1 cuillère à soupe de sauce soja / tamari sans gluten

Comment faire :

1. Mélanger les épinards, le chou frisé, la betterave, le chou rouge, la carotte, la cour poivrée, le brocoli, les graines, l'avocat et les flocons de varech dans un robot culinaire (mélangeur, mixeur, etc.).

2. Mélanger dans un bol ou ajouter séparément l'eau, le gingembre, le tahini, le sirop d'érable, la pâte miso, le

vinaigre de cidre de pomme, la sauce soya et le tamari sans gluten au mélange. Bona Petite.

# Soupe à la citrouille garnie de noix de cajou

## Ingrédients :

- 1 cuillère à soupe d'huile d'olive
- ½ oignon haché
- 1 cuillère à café de sauce sriracha
- 2 gousses d'ail pelées et émincées
- 4 tasses de bouillon de poulet ou de légumes
- 15 onces de bouillon de légumes pur en conserve
- ¼ cuillère à café de curcuma moulu
- ½ tasse de noix de cajou rôties et salées plus un supplément pour la garniture
- ¼ tasse de pépites salées rôties pour la garniture
- 1 persil séché pour garnir Optionnel)

## Comment faire :

1. Cuire les oignons dans l'huile et le beurre dans la casserole à feu moyen élevé jusqu'à ce qu'ils soient translucides.

2. Saler, poivrer et ajouter l'ail haché - cuire 1 à 2 minutes.

3. Chauffer maintenant à feu moyen doux, ajouter le poulet et les légumes et la citrouille dans la casserole et remuer.

4. Ajouter le curcuma, le basilic et le cumin. Laisser mijoter et remuer.

5. Ajouter 2 tasses de soupe et ½ tasse de noix de cajou au mélangeur pendant 30 à 45 secondes (jusqu'à ce qu'elles soient crémeuses). Remarque : Prenez des précautions à l'aide du mélangeur. Il est optionnel de remettre le mélange dans la casserole avec des morceaux d'oignons pour la texture.

6. Selon le goût, ajouter autant de sel kasher et de poivre que nécessaire.

7. On peut maintenant servir dans un bol (selon la quantité de soupe qu'il reste) et garnir de pépites, de noix de cajou hachées et de persil.

# Riz frit au chou-fleur

## Ingrédients :

- 1 24 onces de chou-fleur rincé
- 1 cuillère à café d'huile de sésame
- 2 blancs d'œuf
- 1 gros œuf
- Une pincée de sel
- Aérosol de cuisson
- ½ petit oignon coupé en petits dés
- ½ tasse de pois et carottes surgelées
- 2 gousses d'ail coupées finement
- 5 échalotes blanches coupées en dés
- 5 échalotes vertes coupées en dés
- 3 cuillères à soupe de sauce soja (Optionnel : en ajouter au goût)
- Aérosol de cuisson

## Comment faire :

1. Laisser sécher le chou-fleur.

2. Hacher et mettre la moitié du chou-fleur dans un robot culinaire (mélangeur, mélangeur) jusqu'à ce qu'il ait la texture du riz. (Répéter l'opération pour le reste du chou-fleur).

3. Mélanger l'œuf, le blanc d'œuf et le sel dans un bol.

4. Chauffer une grande poêle à feu moyen puis vaporiser d'huile de cuisson.

5. Ajouter le mélange d'œufs dans la casserole. Assurez-vous que tous les côtés sont bien cuits.

6. Ajouter l'huile de sésame et cuire les oignons et les blancs d'échalotes, les pois et les carottes **surgelés** pendant 3 à 4 minutes à feu moyen élevé.

7. Ajouter le chou-fleur, la sauce soja et le riz.

8. Bien mélanger, puis couvrir et cuire 5 à 6 minutes en remuant de temps en temps.

9. Lorsque le chou-fleur est un peu croustillant, ajouter l'œuf, puis éteindre le feu et incorporer les oignons verts. Maintenant, il est prêt à être servi.

## Informations nutritionnelles :

- Par portion : 321 Calories
- 11 grammes de matières grasses totales
- 1,6 grammes de gras saturés
- 1,4 gramme de graisse polyinsaturée
- 6,8 grammes de gras monoinsaturés
- 0 milligramme de cholestérol
- 34 milligrammes de Sodium
- 422 milligrammes de potassium
- 51 grammes de glucides totaux
- 4,7 grammes de fibres alimentaires
- 0,3 grammes de Sucre
- 6,5 grammes de protéines
- Vitamine A 2.3
- Vitamines C 10

- Calcium 1.1
- Fer 8,4

# Salade d'amandes et d'agrumes

## Ingrédients :

- 1/3 tasse de jus d'orange
- 2 cuillères à soupe de vinaigre de riz
- 2 cuillères à soupe d'huile d'olive
- 1 cuillère à soupe de beurre
- 2 cuillères à café de gingembre frais râpé
- ½ cuillère à café de sel
- 1/8 c. à thé de flocons de piment rouge
- 2 pamplemousses pelés et segmentés
- 2 oranges navel pelées et segmentées
- ¼ tasse d'oignon rouge haché
- 6 tasses de feuilles d'épinards légèrement tassées et déchirées en bouchées
- 2/3 tasses d'amandes effilées grillées

## Comment faire :

1. Appliquer le jus, le vinaigre, l'huile, le miel, le gingembre, le sel et les flocons de poivre dans un mélangeur et mélanger.

2. Mélanger les fruits, l'oignon et la vinaigrette et laisser le mélange dans un bol pendant 10 minutes (jusqu'à une heure).

3. Préparer quatre assiettes d'épinards et ajouter un mélange de fruits sur chaque épinard.

4. Placer les amandes (les proportions sont basées sur votre goût) sur un moule à 350 degrés Fahrenheit' et

cuire au four de 5 à 10 minutes (jusqu'à ce que les amandes soient brun clair.

5. Saupoudrer les amandes sur le repas. Servir.

## Informations nutritionnelles :

- Par portion : 170 Calories
- 14 grammes de gras total
- 0 gramme de gras trans
- 0 milligramme de cholestérol
- 280 milligrammes de Sodium
- 7 grammes de glucides totaux
- 3 grammes de fibres alimentaires
- 2 grammes de Sucre
- 6 grammes de protéines
- Vitamine A 0
- Vitamine C 0
- Calcium 8
- Fer 6

# Mini quiche aux épinards et aux tomates

## Ingrédients :

- 1 cuillère à soupe d'huile d'olive
- 2 tasses de feuilles d'épinards fraîches parées et lavées
- 4 gros œufs
- 2/3 tasse de crème épaisse
- 1/3 tasse de fromage feta émietté
- 1-2 tomates italiennes en dés
- 2 gousses d'ail émincées
- Sel et poivre noir fraîchement moulu
- 1 tasse de farine tout usage
- ½ cuillère à café de sel
- ¼ tasse d'huile d'olive
- ¼ tasse d'eau glacée
- Plat à tarte de 9 à 10 pouces

## Comment faire :

1. Mélanger la farine et le sel dans un bol moyen.

2. Dans un autre bol, battre le mélange d'huile et d'eau jusqu'à ce qu'il épaississe.

3. Verser le mélange de farine et de sel dans l'autre bol et mélanger à nouveau.

4. Déposer la pâte dans le moule à tarte et s'assurer de l'amincir.

5. Régler le four à 350 degrés Fahrenheit, **puis après l'avoir chauffé,** préparer la garniture à quiche.

6. Étendre le fromage feta sur le fond de la croûte.

7. Ajouter les épinards et cuire jusqu'à ce qu'ils soient flétris ; ensuite, étendre les épinards sur le fromage.

8. Mélanger les œufs, l'ail, la crème épaisse/le lait et assaisonner avec du sel et du poivre dans un autre bol.

9. Verser ce mélange sur le fromage feta et les épinards.

10. Ajouter les garnitures de tomates.

11. Ajouter d'autres garnitures comme du poivre moulu et du fromage feta supplémentaire. (Optionnel de sauter cette étape).

12. Remplir de mélange à quiche et cuire au four à 350 degrés Fahrenheit de 35 à 45 minutes jusqu'à ce que le tout soit cuit et pris. Servir.

## Informations nutritionnelles :

- Par portion : 460 Calories

- 34 grammes de gras total

- 19 grammes de gras saturés

- 0 gramme de gras trans

- 245 milligrammes de cholestérol

- 530 milligrammes de Sodium

- 25 grammes de glucides totaux

- 1 gramme de fibres alimentaires

- 4 grammes de Sucre

- 15 grammes de protéines
- Vitamine A 45 %.
- Vitamine C 15
- Calcium 30
- Fer 15

# Soupe crémeuse aux champignons

Ingrédients :

- 4 cuillères à soupe de beurre
- 1 cuillère à soupe d'huile d'olive
- 2 oignons coupés en dés
- 4 gousses d'ail émincées
- ½ Livres de champignons bruns tranchés frais
- 4 cuillères à café de thym haché et divisé
- ½ tasse Marsala rouge/blanc de vin
- 6 cuillères à soupe de farine tout usage
- 4 tasses de bouillon ou bouillon de poulet faible en sodium
- 1 à 2 cuillères à café de poivre noir concassé
- 2 cubes de bouillon de bœuf émiettés
- 1 tasse de crème épaisse/lait demi -évaporé
- Persil frais haché et thym pour servir

Comment faire :

1. Mettre une grande casserole à feu moyen élevé et cuire le beurre et l'huile jusqu'à ce qu'ils fondent.

2. Ajouter les oignons et cuire 2 à 3 minutes.

3. Saupoudrer les champignons de farine, bien mélanger et cuire pendant 2 minutes.

4. Régler le feu à feu doux à moyen et ajouter le sel, le poivre et les cubes de bouillon émiettés.

5. Couvrir la casserole et laisser mijoter pendant 10 à 15 minutes. Remuer de temps en temps.

6. Régler le feu à doux, puis ajouter la crème épaisse/la moitié de crème demi-crème de lait dans la poêle et cuire jusqu'à ce que la solution soit épaisse.

7. Incorporer le persil et le reste du thym. Il est maintenant prêt à être servi.

## Informations nutritionnelles :

- Par portion : 405 Calories
- 34 grammes de gras total
- 20 grammes de graisse saturée
- 1,2 gramme de gras trans
- 1,7 gramme de gras polyinsaturés
- 9,8 grammes de gras monoinsaturés
- 92 milligrammes de cholestérol
- 173 milligrammes de Sodium
- 476 milligrammes de potassium
- 16 grammes de glucides totaux
- 2,4 grammes de fibres alimentaires
- 6,6 grammes de sucre
- 5,3 grammes de protéines
- Vitamine A 67 %.
- Vitamine C 19 %.
- Calcium 8,2
- Fer 8,4

# Soupe de nouilles Shirataki

## Ingrédients :

- 2 paquets de nouilles shirataki
- 1,5 livre de pilons de poulet
- 2 tasses de bouillon de poulet
- 2 tasses d'eau
- 3 cuillères à soupe d'huile d'olive
- 2 branches de céleri haché
- ½ d'oignons hachés
- 2 gousses d'ail coupées finement
- 3 cuillères à soupe d'amino-noix de coco
- 1 cuillère à café de sauce sriracha
- 1 cuillère à café de sauce sriracha
- 1 cuillère à café de thym
- 1 cuillère à café de poudre d'ail
- ½ cuillère à café de poivre de Cayenne (optionnel)
- Sel
- Persil et autres fines herbes pour garnir (optionnel)

## Comment faire :

1. Laver le poulet et le laisser sécher
2. Ajouter l'huile dans la casserole instantanée et appuyer sur le bouton de cuisson.
3. Ajouter le céleri et remuer encore quelques minutes jusqu'à ce qu'il commence à ramollir.

4. Ajouter le poulet, l'eau, le bouillon de poulet, le paprika fumé, le poivre noir, le thym, la poudre de bouillon, le poivre de Cayenne et le sel dans la casserole.

5. Mettre la casserole instantanée en mode manuel et cuire à haute pression pendant 20 minutes.

6. Retirer le poulet, le déchiqueter et remettre les morceaux dans la casserole.

7. Ajouter l'amino de noix de coco et le sel.

8. Congeler les nouilles avant de les ajouter. (optionnel)

9. Mettez la casserole instantanée en mode sauté et ajoutez les nouilles shirataki.

10. Laisser mijoter 5 minutes.

11. Garnir de persil avec une touche décorative personnelle. Maintenant, il est prêt à être servi.

## Informations nutritionnelles :

- Par portion : 85 Calories

- 4 grammes de gras total

- 0,5 gramme de gras saturé

- 0 gramme de gras trans

- 0 milligramme de cholestérol

- 305 milligrammes de Sodium

- 11 grammes de glucides totaux

- 5 grammes de fibres alimentaires

- 2 grammes de Sucre

- 1 gramme de protéine

- Vitamine A 0

- Vitamine C 3
- Calcium 4
- Fer 2

# Salade de poulet BLT

## Ingrédients :

- ½ tasse de mayonnaise
- 3 à 4 cuillères à soupe de sauce barbecue
- 2 cuillères à soupe d'huile d'olive
- 1 cuillère à soupe de vinaigre de riz
- ¼ cuillère à café de poivre
- 8 tasses de feuilles de salade déchirées
- 2 grosses tomates hachées
- ½ livres de poitrines de poulet cuites et désossées, sans peau, cuites et coupées en cubes
- 10 lanières de bacon cuites et émiettées
- 2 gros œufs durs tranchés

## Comment faire :

1. Préparer un bol, puis ajouter et mélanger la mayonnaise, le barbecue, l'oignon, le jus de citron et le poivre. Couvrez le bol et mettez-le au réfrigérateur (jusqu'à ce qu'il soit à une température fraîche). Ce sera le pansement.

2. Préparer un autre bol et ajouter les salades, puis les tomates, le poulet, le bacon et les œufs.

3. Ajouter le contenu de la boule de sauce dans le grand bol.

## Informations nutritionnelles :

- Par portion : 281 Calories
- 19 grammes de graisse

- 4 grammes de gras saturés
- 112 milligrammes de cholestérol
- 324 milligrammes de Sodium
- 5 grammes de glucides
- 23 grammes de protéines

# Chili au bifteck piquant

Ingrédients :

- 4 livres de cubes de bœuf de 1 po (coupé) de 1 po de haut de bœuf rond de bifteck

- 4 gousses d'ail coupées finement

- ¼ tasse d'huile d'olive

- 3 tasses d'oignon haché

- 2 tasse d'eau

- 2 tasses de céleri tranché

- 3 boîtes (de 14 onces à ½ onces chacune) de tomates en dés non égouttées

- 2 boîtes (15 onces chacune) de sauce tomate (sans sel)

- 1 pot (16 onces) de salsa

- 3 cuillères à soupe de vinaigre de riz

- 2 cuillères à café de cumin moulu

- 1 cuillère à café de sauce sriracha

- ¼ cuillère à café de poivre

- ¼ tasse de farine tout usage

- ¼ tasse de semoule de maïs jaune

- fromage cheddar râpé à teneur réduite en gras (Optionnel, pour la garniture)

- Crème sure à faible teneur en gras (optionnel)

- Oignons verts tranchés (optionnel)

- Olives mûres tranchées (optionnel)

# Comment faire :

- Préparer un four hollandais avec de l'huile de canola. Cuire le bifteck et l'ail jusqu'à ce que la couleur devienne brune.

- Ajouter l'oignon au four hollandais et cuire pendant 5 minutes.

- Ajouter l'eau et les 2 tasses (3/4) d'eau et remuer (jusqu'à ce que les solutions se mélangent).

- Ajouter le céleri, les tomates en dés, la sauce tomate sans sel, la salsa, la poudre de chili, le cumin moulu, le sel (optionnel) et le poivre, puis bouillir.

- Après ébullition, réduire le feu (ne plus bouillir) et laisser mijoter pendant 2 heures.

- Ajouter la farine, cuire et remuer pendant 2 minutes.

- Une fois qu'il épaissit, verser une portion et garnir d'ingrédients.

# Informations nutritionnelles :

- Par portion : 200 Calories (1 tasse)

- 6 grammes de graisse

- 51 milligrammes de cholestérol

- 247 milligrammes de Sodium

- 13 grammes de glucides totaux

- 3 grammes de Fibre

- 7 grammes de Sucre

- 22 grammes de protéines

# Salade de tacos au poulet à cuisson lente

Ingrédients :

- 3 cuillères à café de poudre d'ail
- 1 cuillère à café de sauce sriracha
- ¼ cuillère à café de poivre
- 1 cuillère à café de sauce sriracha
- ½ cuillère à café de sel
- ½ cuillère à café de sel
- ½ cuillère à soupe d'origan séché
- ¼ cuillère à café de flocons de piment rouge écrasés
- 1 livre de poitrines/cuisses de poulet désossées et sans peau
- 1 tasse de bouillon de poulet
- 9 tasses de romaine déchirée
- Avocat tranché
- fromage cheddar râpé
- Tomates coupées
- Oignons verts coupés
- Vinaigrette pour salade Ranch
- Mijoteuse

## Comment faire :

- Préparer un bol, ajouter **tous les** assaisonnements et mélanger.

- Prendre le poulet et le tremper dans les assaisonnements.

- Placer également le poulet dans la mijoteuse et ajouter le bouillon de poulet.

- Cuire à couvert pendant 3 à 4 heures.

- Retirer le poulet et le laisser refroidir.

- Préparer une assiette avec la romaine et y déposer le poulet.

- (Optionnel) Ajouter les garnitures. Servir.

## Informations nutritionnelles :

- Par portion : 143 Calories (3/4 tasses)

- 3 grammes de gras total

- 1 gramme de gras saturé

- 63 milligrammes de cholestérol

- 516 grammes de Sodium

- 4 grammes de glucides totaux

- 2 grammes de Fibre

- 1 gramme de Sucre

- 24 grammes de protéines

# Salade de jambon

## Ingrédients :

- ½ tasse de mayonnaise
- ½ tasse de céleri tranché
- ¼ tasse d'oignons verts tranchés
- 2 cuillères à soupe de ciboulette fraîche hachée
- 1 cuillère à soupe de beurre
- 2 cuillères à café de moutarde brune épicée
- 1 cuillère à café de sauce sriracha
- ½ cuillère à café de sel
- 5 tasses de jambon/de dinde entièrement cuit, coupé en dés
- 1/3 tasse de pacanes et d'amandes hachées, grillées
- Petits pains à glissière fendus (en option)

## Comment faire :

1. Préparez un bol avec les ingrédients mentionnés ici : mayonnaise, oignons de céleri, ciboulette, miel, moutarde brune, sauce Worcestershire, et sel assaisonné. Mélangez-les.

2. Frotter les ingrédients sur le jambon/la dinde puis mettre la dinde au réfrigérateur.

3. Une fois refroidi, et les pacanes et les amandes.

4. (Optionnel) Ajouter les petits pains. Le repas est maintenant prêt.

## Informations nutritionnelles :

- Par portion : 254 Calories (1/2 tasse de salade de jambon)
- 20 grammes de gras total
- 3 grammes de gras saturés
- 43 milligrammes de cholestérol
- 1023 milligrammes de Sodium
- 4 grammes de glucides totaux
- 1 gramme de Fibre
- 2 grammes de Sucre
- 16 grammes de protéines

# Salade de poulet au melon et aux tomates

## Ingrédients :

- 4 tomates (coupées en quartiers)
- 2 tasses de pastèque sans pépins en cubes
- 1 tasse de framboises fraîches
- ¼ tasse de basilic frais émincé
- ¼ tasse d'huile d'olive
- 2 cuillères à soupe de vinaigre de riz
- ¼ cuillère à café de poivre
- ¼ cuillère à café de poivre
- 9 tasses de salade mixte déchirée
- 4 (4 onces chacun) poitrines de poulet grillées tranchées

## Comment faire :

- Préparer un grand bol avec des tomates, de la pastèque et des framboises. Mélangez-les.
- Préparer un petit bol avec le mélange fouetté de basilic, huile, vinaigre, sel et poivre.
- Utilisez le mélange dans la petite boule pour arroser le contenu du bol plus géant.

- Répartir la salade dans 6 assiettes de service (ou 1/6 si c'est une seule personne).

- Ajouter le contenu du grand bol comme garniture avec le poulet sur l'assiette. Prêt-à-servir.

## Informations nutritionnelles :

- Par portion : 266 calories

- 13 grammes de gras total

- 2 grammes de gras saturés

- 64 milligrammes de cholestérol

- 215 milligrammes de Sodium

- 15 grammes de glucides totaux

- 4 grammes de Fibre

- 9 grammes de Sucre

- 26 grammes de protéines

# Sandwichs Focaccia

## Ingrédients :

- 1/3 tasse de mayonnaise
- 1 boîte (4 et 1/4 onces) d'olives mûres, égouttées et hachées
- 1 douleur focaccia fendue (environ 12 onces)
- 4 feuilles de romaine
- ¼ livre rasage charcuterie jambon
- 1 (coupé en rondelles) poivron rouge moyennement doux
- ¼ dinde de charcuterie coupée en livre
- 1 grosse tomate, tranchée finement
- ¼ livre de salami tranché finement
- 1 pot (7 onces) de poivrons rouges rôtis et égouttés
- 4 à 6 tranches de fromage provolone

## Comment faire :

- Préparer un petit bol avec de la mayonnaise et des olives.
- Utilisez-le de manière à l'étaler sur la **moitié inférieure** du pain.
- Étaler le reste des ingrédients et placer le pain de mie.
- Couper en 24 quartiers.

## Informations nutritionnelles :

- Par portion : 113 calories
- 6 grammes de graisse

- 2 grammes de gras saturés
- 13 milligrammes de cholestérol
- 405 milligrammes de Sodium
- 9 grammes de glucides totaux
- 1 gramme de Sucre
- 1 gramme de Fibre
- 5 grammes de protéines

# RECETTES POUR LE SOUPER

## Burgers au bœuf et aux champignons grillés

Ingrédients :

- 4 onces de champignons de Paris tranchés
- 1 livre de surlonge hachée à 90 % maigre
- 2 cuillères à soupe d'huile d'olive
- 1/8 c. à thé de poivre noir moulu
- ¾ de cuillères à café de sel kasher divisé
- 1/3 tasse de concombre haché divisé en deux
- ¼ tasses de lait entier nature/yaourt grec
- 2 cuillères à soupe d'ail rôti haché (environ 4 grosses gousses)
- 1 cuillère à soupe de jus de citron frais
- 1 cuillère à soupe de persil plat frais haché
- 8 grosses feuilles de laitue au beurre
- 4 tranches de tomates d'antan
- 4 tranches d'oignon rouge

Comment faire :

1. Avant de commencer, chauffer le gril à feu moyen élevé à 450 degrés Fahrenheit.
2. Placer les champignons dans un robot culinaire (mélangeur, mélangeur, épandeur de légumes, etc.)

et mélanger jusqu'à ce qu'ils soient hachés pendant 1 minute.

3.  Dans un bol moyen, mélanger les champignons et le surlonge moulu, l'huile, le poivre et 3/8 c. à thé de sel ; façonner délicatement en 4 galettes (4 po) et déposer sur un plateau de métal avec du papier sulfurisé (papier sulfurisé, pour éviter qu'il colle).

4.  Mélanger le concombre, le yogourt à l'ail, le persil, le jus de citron et les 3/8 c. à thé de sel restant dans un petit bol.

5.  Disposer les assiettes pour chaque paire de feuilles de laitue (4 assiettes). Ajouter les garnitures de chacun avec une galette de hamburger, une tranche de tomate, une tranche d'oignon rouge et 1 c. à soupe du mélange dans le petit bol. Prêt à être servi.

## Informations nutritionnelles :

- Par portion : 304 Calories
- 19 grammes totaux de gras
- 6 grammes de gras saturés
- 11 grammes de gras insaturés
- 26 grammes de protéines
- 7 grammes de glucides
- 1 gramme de Fibre
- 3 grammes de Sucre
- 0 gramme de sucres ajoutés
- 447 milligrammes de Sodium
- Calcium 6
- Potassium 20

# Risotto de chou-fleur aux champignons

## Ingrédients :

- 5 cuillères à soupe d'huile d'olive
- 10 onces de champignons crémini, tranchés finement
- 6 onces d'oignons hachés
- 2 cuillères à café de feuilles de thym frais
- 2 cuillères à café d'ail haché
- ¼ tasse de vent blanc sec
- 24 onces de chou-fleur frais
- 1 tasse d'eau
- ½ tasse de bouillon de légumes non salé
- ½ cuillère à café de sel kasher
- ¼ cuillère à café de poivre
- 2 onces de parmesan râpé

## Comment faire :

1. Chauffer l'huile dans une grande poêle à feu moyen élevé.

2. Ajouter la moitié des champignons. Remuer pendant la cuisson pendant 5 minutes (jusqu'à ce que les champignons changent de couleur : brun).

3. Retirer les champignons de la poêle et les déposer sur une assiette. (Répétez les étapes de cuisson de l'huile d'olive et des champignons avec le reste des ingrédients).

4. Régler le feu à moyen, puis ajouter l'oignon, le thym, l'ail et le reste de l'huile (2 cuillères à soupe recommandées) - Cuire pendant 5 minutes en remuant.

5. Ajouter le vin et continuer à remuer et cuire pendant 90 secondes.

6. Ajouter le chou-fleur, l'eau et le bouillon dans la casserole. Remuez encore.

7. Cuire en couvrant la poêle. Remuer de temps en temps. Elle durera environ 10 à 12 minutes.

8. Éteindre le feu, puis mélanger de la casserole au mélangeur et mélanger pendant 15 secondes.

9. Retirer le mélange du mélangeur et le remettre dans la casserole et chauffer à feu moyen.

10. Ajouter la purée de chou-fleur, les champignons, le sel, le poivre et ¼ tasse de fromage.

11. Cuire et remuer jusqu'à ce que le fromage fonde avec la texture de la crème (cela prendra environ 1 minute).

12. Saupoudrer uniformément le reste du fromage ½ tasse et garnir de feuilles de thym et servir.

## Informations nutritionnelles :

- Par portion : 245 Calories

- 19 grammes de graisse

- 60 milligrammes de cholestérol

- 7 grammes de glucides

- 2 grammes de fibres alimentaires

# Œufs en purgatoire

Ingrédients :

- ¼ tasse d'huile d'olive

- 5 gousses d'ail écrasées

- Poivre fraîchement moulu

- Sel kasher

- ½ cuillère à café de flocons de piment rouge concassés

- 20 onces de tomates cerises

- 1 botte de bettes à carde (arc-en-ciel recommandé)

- 6 erreurs importantes

- 4 fines tranches de pain

- 1 cédrat

- Sel de mer floconneux ou sel kasher

- Une poignée de feuilles de basilic

Comment faire :

1. Chauffer l'huile dans une grande poêle à feu moyen élevé.

2. Lorsque l'huile mijote, ajouter l'ail et assaisonner généreusement de sel kasher et de poivre noir.

3. Cuire et remuer jusqu'à ce que l'ail devienne doré sur les bords, pendant 2 minutes.

4. Incorporer les flocons de poivron rouge, puis ajouter les tomates et cuire en les retournant. (jusqu'à ce que les tomates aient l'air pulpeuses) et que la peau commence à se fendre en deux minutes environ.

5. Régler le feu à moyen. Cuire en couvrant la poêle. Remuer toutes les deux minutes pour éviter qu'elles ne collent. Faites-le pendant 5 minutes.

6. Par la suite (selon que vous pouvez faire plusieurs tâches en remuant toutes les 2 minutes), enlevez les tiges de bettes à carde et déchirez-les dans un bol moyen jusqu'à la taille désirée.

7. Réglez le feu à moyen doux **après que le mélange de tomates montre un effet bouillonnant**, cassez un œuf dans différentes zones de la sauce tomate comme dans les États d'un pays (chacun avec sa zone).

8. Saler et poivrer les œufs, couvrir et cuire de 4 à 6 minutes.

9. Faire griller le pain jusqu'à ce qu'il soit croustillant.

10. Arroser le pain d'huile et frotter le pain avec le citron (non pelé), et saupoudrer le pain de sel de mer.

11. Verser le jus de citron sur les verdures et ajouter le basilic, l'huile, le sel kasher et le poivre noir et mélanger.

12. Retirer chaque œuf de la poêle avec précaution (tout en gardant l'œuf intact) et le mettre dans un bol, puis l'assaisonner de sauce et de sel de mer. Il peut maintenant être garni de salade et de toasts sur les côtés.

## Informations nutritionnelles :

- Par portion : 197 Calories

- 11,6 grammes de gras total

- 3 grammes de gras saturés

- 6 grammes de gras monoinsaturés

- 1,4 gramme de gras polyinsaturés

- 112 milligrammes d'acides gras oméga-3 totaux
- 1233 milligrammes d'acides gras oméga-6 totaux
- 215 milligrammes de cholestérol
- 431 milligrammes de Sodium
- 14. Grammes de glucides totaux
- 3,4 grammes de fibres alimentaires
- 4,3 grammes de sucre
- 10,5 grammes de protéines
- Vitamine A 11
- Vitamine C 27 %.
- Vitamine D 4
- Vitamine E 10
- Riboflavine 20
- Niacine 7
- Folate 19%.
- Vitamine B-6 15
- Vitamine B-12 12
- Fer 14

# Spaghetti Scampi aux crevettes

## Ingrédients :

- 2,5 livres d'enduit à cuisson à spaghetti à la courge spaghetti.

- ½ cuillères à soupe de beurre non salé

- ½ cuillères à soupe d'huile d'olive cuillère à café de poivron rouge écrasé

- 3 gousses d'ail coupées finement

- 8 onces de grosses crevettes crues pelées et déveinées

- 5 onces de jeunes épinards frais

- 3/8 c. à thé de poivre noir moulu

- Aérosol de cuisson

## Comment faire :

1. Chauffer le four à 375 degrés Fahrenheit et couper les extrémités de la courge spaghetti.

2. Couper la courge spaghetti en 1 rondelle ½ tout en enlevant les graines.

3. Vaporisateur d'enduit végétal en aérosol pour cuisson les anneaux des plateaux métalliques.

4. Cuire au four à 375 degrés Fahrenheit pendant 45 minutes.

5. Laisser refroidir.

6. Coupez à travers chaque anneau et ouvrez légèrement pour atteindre les mèches.

7. Gratter soigneusement les brins de courge en forme de spaghetti.

8. Faire chauffer le beurre et l'huile dans une poêle à feu moyen élevé.

9. Ajouter le poivre et l'ail, laisser cuire pendant 30 secondes et remuer.

10. Ajouter les crevettes et cuire pendant 2 minutes

11. Ajouter les épinards et mélanger jusqu'à ce que vous voyiez des signes de flétrissement.

12. Enfin, ajouter les brins de courge spaghetti et saupoudrer de sel, puis remuer délicatement pour bien mélanger. Maintenant, il est prêt à être servi.

## Informations nutritionnelles :

- Par portion : 210 Calories
- 20 grammes de gras total
- 7 grammes de gras saturés
- 0 gramme de gras trans
- 228 milligrammes de cholestérol
- 1544 milligrammes de Sodium
- 10 grammes de glucides totaux
- 2 grammes de fibres alimentaires
- 3 grammes de Sucre
- 26 grammes de protéines

# Steak frotté au café avec salade de choux de Bruxelles

## Ingrédients :

- 1 cuillère à soupe de grains de café moulu
- ½ cuillère à café de sel kasher
- ¼ cuillère à café de poivre
- 1 livre de bifteck de cintre
- ¼ tasse d'huile d'olive
- 1 cuillère à soupe de vinaigre de riz
- 2 cuillères à café de moutarde de Dijon
- 1 cuillère à soupe de beurre
- 3 tasses de choux de Bruxelles déchiquetés
- 1/3 tasse de pacanes grillées hachées
- 1 once de fromage bleu émietté

## Comment faire :

1. Chauffer à feu moyen vif.

2. Dans un bol, mélanger le café, 5/8 c. à thé de sel et ½ c. à thé de poivre dans un petit bol.

3. Saupoudrer le mélange sur le bifteck et presser le mélange sur le bifteck pour qu'il adhère.

4. Ajouter 1 c. à soupe d'huile dans la poêle.

5. Ajouter le bifteck et cuire sans bouger jusqu'à ce que le fond forme une croûte pendant 3 minutes.

6. Retourner le bifteck et cuire jusqu'à ce qu'un ther-
momètre inséré dans la partie la plus épaisse indique
120 degrés Fahrenheit pendant 6 à 7 minutes, puis
éteindre le feu.

7. Dans un grand bol, fouetter ensemble le vinaigre, la
moutarde au miel avec le reste de l'huile d'olive, le
poivre et le sel.

8. Ajouter les choux de Bruxelles, les pacanes et le fromage bleu, puis mélanger pour obtenir un bon
mélange. La nourriture est prête.

## Informations nutritionnelles :

- Par portion : 427 Calories

- 31 grammes de gras total

- 7 grammes de gras saturés

- 21 grammes de gras insaturés

- 593 milligrammes de Sodium

- 9 grammes de glucides totaux

- 4 grammes de fibres alimentaires

- 3 grammes de sucre

- 29 grammes de protéines

- 8 % de Calcium

- Potassium 7

# Rouleau de Sushi au saumon avec riz au chou-fleur

## Ingrédients :

- 1 tête de chou-fleur
- 1 cuillère à soupe d'huile d'olive
- Sel de mer
- 4 onces de thon
- 2 cuillères à soupe de mayonnaise à l'avocat
- 2 cuillères à café de sauce sriracha
- 1 petit concombre
- ½ moyen Avocat
- 2 feuilles de nori
- Gingembre mariné
- Wasabi
- Aminos à la noix de coco

## Comment faire :

1. Chauffer le four à 425 degrés Fahrenheit

2. Couper le chou-fleur en morceaux assez petits pour être mis dans le robot culinaire et mélanger chaque portion pendant 2 secondes.

3. Étendre sur une plaque à pâtisserie recouverte d'une feuille d'aluminium et vaporiser d'huile d'olive.

4. Faire griller au four pendant 30 minutes en remuant de temps en temps.

5. Hacher le thon et mélanger avec la mayonnaise, le sriracha et le sel.

6. Couper le concombre en lamelles (long recommandé) et l'avocat en tranches.

7. Mettez un morceau de ni sur votre serviette/tapis et couvrez de riz avec un espace de 1 pouce sur le côté.

8. Placer la garniture du côté opposé à l'endroit où l'espace de 1 pouce est fait.

9. Rouler les sushis sur le côté avec l'espace et les trancher en 6 ou 8 morceaux.

10. Garnir d'amino de noix de coco, de gingembre mariné et de wasabi.

## Informations nutritionnelles :

- 2 grammes de gras total
- 440 milligrammes de protéines
- 15 milligrammes de cholestérol
- 16 grammes de glucides totaux
- 1 gramme de fibres alimentaires
- 4 grammes de sucre
- 7 grammes de protéines
- 440 grammes de Sodium

# Sauté à l'orange, au tofu et au poivre de cayenne

Ingrédients :

- ¼ tasse d'huile de canola divisée
- 5 cuillères à soupe de fécule de maïs divisée
- 14 onces de tofu extra-ferme emballé dans l'eau, égoutté et coupé en cubes de 3 à 4 pouces.
- ½ tasse de jus d'orange frais
- 1 tasse d'oignon jaune tranché finement
- 1 tasse de poivron vert tranché
- 1 tasse de poivron vert tranché
- 1 cuillère à soupe d'ail tranché finement
- ½ cuillère à café de zeste d'orange râpé (râpé)
- ½ cuillère à café de poivron rouge écrasé
- 3 cuillères à soupe de sauce soja réduite en sodium
- 1 cuillère à soupe de vinaigre de riz
- 1 cuillère à café de sauce sriracha
- ½ cuillère à café de sel kasher
- 2 de 8,8 onces de riz brun précuit

Comment faire :

1. Ajouter 3 cuillères à soupe d'huile dans une poêle (qui ne colle pas) et cuire à feu moyen élevé.
2. Ajouter ¼ tasse de fécule de maïs et de tofu dans un bol.

3. Ajouter le tofu dans une poêle et cuire pendant 8 minutes, puis retirer le tofu de la poêle.

4. Ajouter le reste de la fécule de maïs et le jus d'orange dans un petit bol et mélanger.

5. Chauffer l'huile dans une grande poêle à feu moyen élevé.

6. Ajouter l'oignon et les poivrons dans une poêle et cuire pendant 5 minutes, puis ajouter l'ail, le zeste d'orange et le poivron rouge écrasé et cuire pendant une minute.

7. Ajouter le mélange du début dans le bol avec le jus d'orange et la fécule de maïs dans la casserole et porter à ébullition.

8. Disposez les assiettes, et chaque assiette doit contenir ½ tasse de riz.

9. Remuer le tofu puis ajouter les garnitures de tofu et de coriandre.

## Informations nutritionnelles :

- Par portion : 219 Calories
- 555 milligrammes de Sodium
- 8 grammes de gras total
- 25 grammes de glucides totaux
- 1 gramme de fibres alimentaires
- 17 grammes de Sucre
- 11 grammes de protéines
- Vitamine A 23 %.
- Vitamine C 108 %.
- Calcium 8

- Fer 11

# Soupe crémeuse aux tomates avec frites au parmesan

## Ingrédients :

- ¼ tasse d'huile d'olive extra vierge
- ¾ tasse d'oignon haché
- 1/3 tasse de carottes hachées
- 6 grosses gousses d'ail écrasées
- 2 cuillères à soupe de vinaigre de riz
- 15 onces de boîtes de tomates non salées rôties au feu et non salées
- 1 tasse de bouillon de légumes biologique
- 1/3 tasse de moitié-moitié
- 3/8 c. à thé de poivre noir moulu
- ½ tasse de panko de blé entier
- 2 onces de fromage Parmigiano-Reggiano râpé
- ½ cuillère à café de sel
- ¼ cuillère à café de poivre
- 1/8 c. à thé de poivre noir moulu

## Comment faire :

1. À feu moyen élevé, chauffer l'huile d'olive dans une grande casserole.

2. Mettre l'oignon, la carotte et l'ail et cuire pendant 5 minutes.

3. Appliquer la pâte de tomates, les tomates et le bouillon.

4. Quand il mijote, cuire 6 minutes de plus.

5. Incorporer moitié-moitié et saler.

6. Verser le mélange dans un mélangeur et mélanger pendant environ 30 secondes, et la recette est terminée.

## Informations nutritionnelles :

- Par portion : 326 Calories

- 20 grammes de gras total

- 6 grammes de gras saturés

- 14 grammes de gras insaturés

- 653 milligrammes de Sodium

- 28 grammes de glucides

- 4 grammes de Fibre

- 11 grammes de Sucre

- Calcium 16 %.

- Potassium 7

# Gâteaux au thon croustillants

## Ingrédients :

- ½ tasse de flocons d'avoine à l'ancienne
- 1 gros œuf, légèrement battu
- 2,6 onces de sachet de thon blanc entier dans l'eau
- 1 cuillère à café de moutarde de Dijon
- 2 cuillères à café de persil frais haché
- ½ cuillère à café de zeste de citron râpé
- 1/8 c. à thé de poivre noir moulu
- 1/8 c. à thé de poivre noir moulu
- 1 cuillère à café de poudre d'ail
- 2 cuillères à soupe d'huile d'olive
- 2 tasses de roquette
- 2 cuillères à soupe de jus de citron vert fraîchement pressé
- 1 cuillère à soupe d'huile d'olive

## Comment faire :

1. Mettre l'avoine dans le robot culinaire et pulser pendant 10 secondes puis l'ajouter dans un bol.

2. Incorporer l'œuf, le thon, la moutarde, le persil, le zeste de citron, le sel, le poivre et la poudre d'ail.

3. Remplir un tiers de la tasse à mesurer sèche avec le mélange de thon. Inverser sur la surface de travail ; tapoter doucement dans une galette de ¾ po d'épaisseur.

4. Répéter l'opération avec le reste du mélange de thon.

5. Chauffer l'huile dans une grande poêle à feu moyen élevé.

6. Ajouter les galettes de thon dans la poêle et cuire 3 à 4 minutes de chaque côté.

7. Disposer la roquette sur une assiette et mélanger avec 1 cuillère à soupe de jus de citron.

8. Servir avec du persil frais haché (optionnel).

## Informations nutritionnelles :

- Par portion : 423 Calories
- 20 grammes de gras total
- 4 grammes de gras saturés
- 614 milligrammes de Sodium
- 33 grammes de glucides totaux
- 6 grammes de fibres alimentaires
- 2 grammes de sucre
- 30 grammes de protéines
- Calcium 9

# Soupe aux boulettes de poulet et légumes

## Ingrédients :

- Aérosol de cuisson

- ½ livres de poulet haché

- 2/3 de tasse de panko (chapelure japonaise)

- ½ cuillère à café de sel kasher

- ½ cuillère à soupe d'origan séché

- 3 onces de fromage parmesan, râpé et divisé (environ ¾ tasse)

- 1 gousse d'ail râpée moyenne

- 2 cuillères à soupe d'huile d'olive

- 3 tasses de céleri tranché

- 2 tasses d'oignon blanc haché

- ½ tasses de céleri en dés

- 8 tasses de bouillon de poulet non salé

- 1 cuillère à café de poivre noir fraîchement moulu

- 2 feuilles de laurier

- 12 onces de jeunes épinards frais

## Comment faire :

- Chauffer le four à 400 degrés Fahrenheit

- Placer une feuille d'aluminium sur une plaque de métal et l'enduire d'enduit végétal.

- Ajouter et mélanger le poulet, le panko, le sel ¼, l'origan, la moitié du fromage, l'ail et l'œuf.

- Façonnez-les en boulettes de viande (2 cuillères à soupe chacune), puis mettez les boulettes dans une casserole avec le feu réglé à 400 degrés Fahrenheit pendant 15 minutes.

- Augmenter le feu à vif pour faire bouillir pendant 2 à 3 minutes (jusqu'à ce que les boulettes de viande soient légèrement dorées).

- Entre-temps, chauffer le four à feu moyen et ajouter les légumes. Cuire pendant 10 minutes en remuant.

- Ajouter et mélanger le bouillon, les feuilles de laurier et le reste du sel ¾ c. à thé **dans la poêle**.

- Griller puis réduire le feu et laisser mijoter pendant 15 minutes.

- Ajouter et mélanger les épinards dans la poêle.

- Quand les boulettes de viande sont prêtes, les ajouter à la poêle.

- Éteindre le feu et incorporer les boulettes de viande, puis saupoudrer le fromage. Maintenant, c'est prêt.

## Informations nutritionnelles :

- Par portion : 190 Calories

- 2,8 grammes de gras total

- 0,7 gramme de gras saturé

- 0,7 gramme de gras polyinsaturés

- 0,8 gramme de gras monoinsaturés

- 102,2 milligrammes de cholestérol

- 344,7 milligrammes de sodium

- 656,1 milligrammes de potassium
- 10,6 grammes de glucides totaux
- 2,3 grammes de fibres alimentaires
- 2 grammes de Sucre
- 28,3 grammes de protéines
- Vitamine A 16,6
- Vitamine B-12 .1 %
- Vitamine B-6 30,9
- Vitamine C 10,7
- Vitamine D 2,5
- Vitamine E 1,9
- Calcium 4,2
- Cuivre 4,3
- Folate 10,4
- Fer 10,8
- Magnésium 10,2
- Manganèse 9,9
- Niacine 55,9
- Acide pantothénique 9,0
- Phosphore 24,1
- Riboflavine 10,2
- Sélénium 27,6
- Thiamine 7,7
- Zinc 7,6

# Zucchini farcis aux courgettes

## Ingrédients :

- 4 grosses courgettes (3 livres)
- Aérosol de cuisson
- 1 tasse d'oignons
- 8 onces de saucisse italienne de dinde chaude
- 3/8 c. à thé de sel kasher
- ½ onces de petits morceaux de grains entiers
- 5 onces de petits morceaux de fromage mozzarella frais divisés en deux
- 2 cuillères à soupe d'huile d'olive
- ½ tasses de tomates cerises, coupées en quartiers
- ¼ de basilic tranché (recommandé pour être tranché en tranches fines)

## Comment faire :

1. Avant de commencer, chauffer le gril du four à feu vif.

2. Obtenez 2 tasses de pulpe de courgette en la retirant de sa coquille et en l'appliquant dans un bol (un qui peut être utilisé pour le micro-ondes).

3. Couvrir de plastique, placer les moitiés de courgettes (coquilles) au micro-ondes et faire cuire à puissance maximale pendant 4 minutes.

4. Chauffer une grande poêle à feu moyen élevé, puis l'enduire d'enduit végétal.

5. Ajouter l'oignon et la saucisse dans une poêle et remuer (il est recommandé d'émietter la saucisse en remuant).

6. Ajouter la pulpe de courgettes dans la poêle et les moitiés de courgettes dans un **moule à gâteau gélifié**.

7. Ajouter ¼ cuillère à café de sel dans la première casserole, puis verser le mélange dans les moitiés de courgettes.

8. Mélanger le pain dans un robot culinaire (jusqu'à ce qu'il ne reste que des miettes).

9. Ajouter 2 onces de fromage et une cuillère à café d'huile et mélanger le tout.

10. Griller de 1 à 2 minutes (jusqu'à ce que le fromage fonde et que la chapelure change de couleur ; brunir).

11. Lorsque c'est fait, ajouter le mélange de pain et de fromage comme garniture aux moitiés de courgettes (coquilles).

12. Avec le reste, mélanger les 3 onces de fromage, les tomates, le basilic le reste 1/8 c. à thé de sel, le reste 1 ½ c. à thé d'huile, le vinaigre et le poivre dans un petit bol, puis verser le mélange sur les demi-zucchinis. Prêt à être servi.

## Informations nutritionnelles :

- Par portion : 216,3 Calories

- 8,8 grammes de gras total

- 46 milligrammes de cholestérol

- 487 milligrammes de Sodium

- 7,4 grammes de glucides totaux

- 1,9 gramme de fibres alimentaires

- 23,8 grammes de protéines

# Chili sans haricots

Ingrédients :

- 2 cuillères à soupe d'huile d'olive
- 2 tasses de grains de maïs frais
- 1 gros oignon jaune haché
- 1 gros poivron rouge haché
- 2 piments poblano hachés moyens
- 1 cuillère à soupe de piment jalapeño haché
- 1 cuillère à café d'ail haché
- 16 onces de bœuf haché maigre rond et maigre
- 2 cuillères à soupe de pâte de tomates (celles sans sel)
- 1 cuillère à café de sauce sriracha
- 1 cuillère à soupe de poudre de chili foncé
- 2 cuillères à café d'ail haché
- 15 onces de sauce tomate en conserve (dont une sans sel)
- 14,5 onces de tomates en dés en conserve (celle sans sel)
- 1 tasse de bouillon de poulet non salé
- ½ cuillère à café de sel kasher
- 1 cuillère à soupe de jus de citron vert fraîchement pressé
- 1 gros avocat mûr
- Quelques tranches de feuilles de coriandre fraîche en quartiers (autant que nécessaire)

## Comment faire :

1. Avant de commencer, chauffer le four néerlandais à feu moyen élevé.

2. Ajouter, remuer et cuire le maïs, l'oignon, le poivron rouge, le poblano, le jalapeño au four pendant environ 10 minutes. Remuer de temps en temps.

3. Ajouter le boeuf haché et cuire pendant 7 minutes (jusqu'à ce que le boeuf soit émietté).

4. Ajouter la pâte de tomate, la sauce adobe, le cumin, la poudre de chili et l'origan, cuire et remuer pendant 1 minute.

5. Ajouter la sauce tomate, les tomates en dés, le bouillon de poulet et le sel.

6. Faire bouillir à feu vif puis porter à ébullition à feu moyen doux pendant 20 minutes. Remuer de temps en temps.

7. Éteindre le feu.

8. Ajouter le jus de lime et remuer dans le mélange.

9. Ensuite, diviser le chili en 6 bols et garnir de tranches d'avocat. Il est maintenant prêt à être servi (Optionnel de garnir des feuilles de coriandre et de quartiers de lime).

## Informations nutritionnelles :

- Par portion : 325 Calories

- 17 grammes de gras totaux

- 6 grammes de gras saturés

- 87 milligrammes de cholestérol

- 404 milligrammes de Sodium

- 232 milligrammes de potassium

- 14 grammes de glucides totaux
- 2 grammes de fibres alimentaires
- 6 grammes de sucre
- 27 grammes de protéines
- Vitamine A 12
- Vitamine C 37 %.
- Calcium 14
- Fer 18

# Côtelettes de porc

- 4 onces de côtelettes de porc
- ½ cuillère à café de sel kasher
- ¼ cuillère à café de poivre
- ¼ tasse de fécule de maïs
- 1 gros œuf, légèrement battu
- 1 cuillère à soupe d'huile d'olive
- ¾ tasse de pistaches salées rôties et rôties hachées
- 2 cuillères à soupe de romarin frais haché
- 2 cuillères à soupe d'huile d'olive
- 1/8 c. à thé de poivre noir moulu
- 4 tasses de roquette
- 2 cuillères à soupe de vinaigre de riz

## Comment faire :

1. Saupoudrer les escalopes de porc de sel kasher et de poivre noir et laisser tremper les escalopes dans la fécule de maïs.

2. Dans un bol, ajouter l'œuf et l'eau et tremper dans les escalopes.

3. Ajouter les pistaches salées rôties et le romarin pour enrober les escalopes.

4. Chauffer 1 cuillère à soupe d'huile d'olive et de poivre de Cayenne dans une poêle/skillet.

5. Ajouter les escalopes dans la poêle et cuire pendant 3 minutes de chaque côté (jusqu'à ce que la couleur des escalopes devienne brune).

6. Ajouter la roquette, le jus de citron et 1 cuillère à soupe d'huile d'olive dans un bol.

7. Retirer les escalopes et servir avec le bol de salade.

## Informations nutritionnelles :

- Par portion 399 Calories
- 25 grammes de gras total
- 5 grammes de gras saturés
- 18 grammes de gras monoinsaturés
- 421 milligrammes de Sodium
- 16 grammes de glucides totaux
- 3 grammes de fibres alimentaires
- 3 grammes de sucre
- Calcium 12

# Saumon rôti aux épices avec chou-fleur

Ingrédients :

- 1 cuillère à soupe d'huile d'olive
- 1 cuillère à café de cumin moulu divisé
- ½ cuillère à café de sel kasher
- 1/8 c. à thé de poivre noir moulu
- 4 tasses de fleurons de chou-fleur
- ¼ tasse de coriandre fraîche hachée
- ¼ tasse de raisins secs dorés
- 1 cuillère à soupe de jus de citron frais
- 1 cuillère à café de sauce sriracha
- 1/8 c. à thé de piment de la Jamaïque moulu
- 4 ½ onces de filets de saumon (avec peau et environ 1 pouce d'épaisseur)
- Aérosol de cuisson
- 4 quartiers de citron

Comment faire :

1. Avant de commencer, chauffer le four à 450 degrés Fahrenheit.

2. Dans un grand bol, ajouter l'huile d'olive, ½ c. à thé de cumin moulu, ¼ c. à thé de sel et de poivre noir et ajouter les fleurons de chou-fleur (pour enduire le chou-fleur).

127

3. Sur un plateau de métal, placer le chou-fleur et cuire au four de 18 à 20 minutes à une température de 450 degrés Fahrenheit (jusqu'à ce que le chou-fleur soit brun et tendre).

4. Utilisez maintenant le mélange pour enrober le chou-fleur qui vient d'être cuit. Maintenant, il est prêt à être servi.

## Informations nutritionnelles :

- Par portion : 270 Calories

- 11 grammes de gras total

- 2 grammes de gras saturés

- 8 grammes de graisse polyinsaturée

- 455 milligrammes de Sodium

- 840 milligrammes de potassium

- Calcium 5

# Pain de viande au lin

## Ingrédients :

- ½ tasse d'oignon râpé

- ¼ tasse de la terre de lin

- ½ cuillère à café de sel kasher

- ¼ cuillère à café de poivre

- 1 livre de surlonge hachée à 90 % maigre

- 1 gousse d'ail râpée

- 1 gros œuf

- 1/3 tasse de ketchup biologique

- Aérosol de cuisson

## Comment faire :

1. Avant de commencer, chauffer le four à 375 degrés Fahrenheit.

2. Dans un grand bol, mélanger l'œuf, le poivre de surlonge moulu à l'ail râpé, le sel, les graines de lin moulues et l'oignon.

3. Vaporiser un enduit végétal en aérosol sur une plaque de métal et recouvrir d'une feuille d'aluminium la plaque.

4. Façonner le mélange en un pain de 8 po sur 4 po sur le plateau et ajouter du ketchup **biologique** sur le pain.

5. Cuire au four à 375 degrés Fahrenheit pendant 40 minutes.

6. Quand c'est fait, couper le pain de viande en 8 tranches. Servir.

Le tableau de la valeur nutritive :

- Par portion : 291 Calories

- 16 grammes de gras

- 5 grammes de gras

- 589 milligrammes de cholestérol

- 11 grammes de glucides

- 2 grammes de fibres

- 6 grammes de sucre

- 26 grammes de sucre

- Calcium 5

# Saumon grillé à la cassonade avec courgettes

## Ingrédients :

- Aérosol de cuisson
- 4 6 onces de filets de saumon
- ½ cuillère à café de sel kasher
- 5/8 c. à thé de poivre noir fraîchement moulu, fraîchement divisé
- 3 cuillères à soupe de sucre brun foncé
- 1 (12 onces) de gros zucchinis pelés
- 1 petit bulbe de fenouil évidé et tranché (fin)
- 1 cuillère à soupe d'aneth frais haché
- 2 cuillères à café de gingembre frais râpé
- ½ tasse de jus d'orange frais
- 2 cuillères à café de feuilles de thym frais

## Comment faire :

1. Avant de commencer, chauffer le gril à feu moyen élevé, puis l'enduire d'enduit végétal.

2. Sur une surface plane, déposer les filets et saupoudrer ¼ c. à thé de sel et ¼ c. à thé de poivre, puis frotter les filets avec la cassonade.

3. Disposer les filets sur le gril pendant 3 minutes de chaque côté.

4. Éteindre le feu et utiliser un éplucheur de légumes pour façonner les courgettes en rubans.

5. Ajouter ½ c. à thé de sel dans les 3/8 c. à thé de poivre, courgettes, fenouil, fenouil, aneth, zeste d'orange et jus dans 4 bols (répartis également).

6. Ajouter le filet comme garniture et c'est prêt.

## Informations nutritionnelles :

- Par portion : 325 Calories

- 10 grammes de gras total

- 2 grammes de gras saturés

- 3 grammes de graisse polyinsaturée

- 3 grammes de gras monoinsaturés

- 90 milligrammes de cholestérol

- 480 milligrammes de Sodium

- 19 grammes de glucides totaux

- 13 grammes de Sucres

- 38 grammes de protéines

# Piccata de poulet

Ingrédients :

- 8 cuisses de poulet désossées et sans peau (environ 1 livre ½)

- ½ cuillère à café de sel kasher

- ½ cuillère à café de poivre noir fraîchement moulu.

- 3 cuillères à soupe d'huile d'olive

- ½ tasse de vin blanc sec

- 2 cuillères à soupe de vinaigre de riz

- 4 gousses d'ail écrasées

- 1 branche de thym frais

- 8 tasses de bouillon de poulet non salé

- ½ cuillères à soupe de jus de citron frais

- 1 cuillère à soupe de beurre non salé

- 2 cuillères à soupe de persil plat frais coupé

Comment faire :

1. Préparer une assiette et saupoudrer ¼ cuillère à café de sel et tout le poivre sur le poulet.

2. Préparer la poêle avec 1 cuillère à soupe d'huile, puis le poulet à la poêle, et cuire pendant 5 minutes de chaque côté.

3. Ajouter ensuite le vin, l'ail et le thym dans la poêle et cuire pendant 2 minutes.

4. Ajouter le reste du sel et de l'huile et le bouillon dans la casserole et faire bouillir.

5. Une fois que le mélange a atteint l'ébullition, réduire le feu à feu moyen et cuire pendant 8 minutes.

6. Éteindre le feu, ajouter le jus de citron et le beurre et remuer.

7. Saupoudrer le plat de persil. L'Assiette est prête.

## Informations nutritionnelles :

- Par portion : 321 Calories
- 18 grammes de gras total
- 7 grammes de gras saturés
- 224 milligrammes de Sodium
- 259 milligrammes de Potassium
- 87 milligrammes de cholestérol
- 8 grammes de glucides totaux
- 1 gramme de sucre
- 25 grammes de protéines
- Vitamine A 9
- Vitamine C 16 %.
- Calcium 3
- Fer 14

# Saucisse au fromage, brocoli et quinoa

Ingrédients :

- 2 tasses d'eau
- 2 tasses de quinoa rincé et égoutté
- 1 cuillère à soupe d'huile d'olive
- ½ tasse d'oignon jaune haché
- ½ tasse de céleri tranché
- 4 onces de saucisse de poulet hachée
- 6 onces de fleurons de brocoli hachés
- ½ tasse de fromage cheddar râpé tranchant
- ¼ tasse de farine tout usage
- 2 cuillères à soupe de beurre non salé
- 3 gousses d'ail émincées
- 1/2 de tasse de lait entier
- 2 tasses de bouillon de poulet faible en sodium
- 1 tasse et 2/3 tasse de fromage cheddar râpé tranchant
- 1 cuillère à café de sauce sriracha
- ½ cuillère à café de sel kasher
- ½ cuillère à café de poivre noir
- Une pincée de flocons de piment rouge
- ½ tasse de chapelure de panko

- 3 tasses de fromage mozzarella râpé

- Casserole de 3 quintaux (13x9 pouces)

- Aérosol de cuisson

## Comment faire :

1.  Avant de commencer, chauffer le four à 400 degrés Fahrenheit.

2.  Préparer une grande poêle avec 1 cuillère à soupe d'huile d'olive et la chauffer à feu moyen.

3.  Ajouter l'oignon, les carottes et la saucisse de poulet dans la poêle et cuire de 5 à 7 minutes. (jusqu'à ce que les légumes deviennent mous et que la saucisse change de couleur et devienne brune).

4.  Pendant la cuisson, préparer un bol (qui peut être utilisé au micro-ondes) avec de l'eau et du brocoli. Couvrez le bol (avec quelque chose de transparent) et placez-le dans le four à micro-ondes. Faites-le cuire au micro-ondes pendant 4 à 5 minutes (vous remarquerez de la vapeur sur le couvercle, ce qui vous aidera à déterminer s'il est prêt).

5.  Égoutter le brocoli de l'eau qu'il a trempée et l'ajouter dans un grand bol **séparé.**

6.  Retirer le mélange de la casserole et le verser dans le grand bol avec le brocoli (laisser une partie du mélange liquide sur la casserole pour une utilisation ultérieure).

7.  Ajouter le beurre et l'ail dans la poêle, mélanger avec les restes liquides et chauffer à feu moyen jusqu'à ce que le beurre fonde..,

8.  Ajouter la farine et fouetter jusqu'à ce qu'il ne reste plus de farine.

9.  Ajouter le lait et le bouillon de poulet.

10. Porter à ébullition, puis cuire et fouetter de 2 à 4 minutes. (Le mélange aura l'air épais)

11. Ajouter le thym, le sel, le poivre et les flocons de piment rouge dans la poêle et remuer.

12. Ajouter 1 tasse de fromage cheddar, fouetter pour faire fondre le fromage dans la sauce.

13. Ajouter le quinoa cuit dans un grand bol avec les autres ingrédients cuits.

14. Préparez un plat en casserole et vaporisez-le d'enduit antiadhésif et ajoutez-y **½ du mélange** dans la casserole (le reste du mélange dans la casserole peut être mis au réfrigérateur pour un deuxième repas " jusqu'à 3 mois ! !'). Saupoudrer ½ tasse de fromage cheddar.

15. Ajouter la chapelure de panko, 2/3 tasse de fromage cheddar et 1/3 tasse de fromage mozzarella au mélange (maintenant appelé une casserole) et le reste de l'huile d'olive ½ c. à thé.

16. Cuire le mélange au four de 18 à 20 minutes (la casserole changera légèrement de couleur pour brunir avec les bulles formées).

## Informations nutritionnelles :

- Par portion : 296 Calories

- 13 grammes de gras total

- 5 grammes de gras saturés

- 2 grammes de graisse polyinsaturée

- 399 milligrammes de Sodium

- 48 milligrammes de cholestérol

- 28 grammes de glucides totaux

- 4 grammes de fibres alimentaires

- 4 grammes de Sucre
- 17 grammes de protéines

# Repas du soir et boissons

## Jus de carotte

Ingrédients :
- Carottes (autant que nécessaire)
- 1 pomme
- Une demi-orange
- La moitié d'un gingembre

Comment faire :
1. Préparer un mélangeur et mélanger les carottes.
2. (Optionnel) Ajouter le reste des ingrédients pour une boisson de désintoxication.

Avantages :
- Brûler les graisses par la sécrétion de bile
- Maintenir une bonne vue
- Ralentit le vieillissement
- Prévenir le cancer, les maladies cardiaques et le diabète

# Jus d'amla

Ingrédients :
- Amla

- Comment faire :

1. Presser les amlas dans une tasse / Utiliser un robot culinaire pour extraire le jus des amlas.

Avantages :
- Accélère le métabolisme (augmente la vitesse à laquelle votre corps change)

# Jus de grenade

Ingrédients :
- Grenade (autant que nécessaire)

Comment faire :
- Utiliser un robot culinaire pour faire du jus avec les grenades.

Avantages :
- Haute teneur en fibres (ce qui aide à brûler les graisses).
- Excrète les déchets plus rapidement.

# Jus de Karela

Ingrédients :
- Karela (autant que nécessaire)

Comment faire :
- Lavez et hachez les karelas.

- Préparer un mélangeur et mélanger puis les karelas hachés.

Avantages :
- Stimule le foie pour qu'il sécrète des acides (Augmente le métabolisme).

# Jus d'ananas

Ingrédients :
- Ananas (autant que nécessaire)

Comment faire :
- Éplucher et hacher les ananas.

- Préparer un mélangeur et mélanger les ananas hachés.

Avantages :
- Brûle l'excès de graisse du ventre

# Jus de melon d'eau

Ingrédients :
- Pastèque

Comment faire :
- Hacher et couper la pastèque
- Mélanger

Avantages :
- Aide à brûler les graisses

# Fruits à coque, noix, amandes

Ingrédients :
- N'importe lequel de ceux mentionnés ci-dessus

Comment faire :
- Préparer un bol et y verser les ingrédients.

Avantages :
- Ça brûle les graisses pour les digérer.

# Conclusion

En fin de compte, la plupart des aliments sont bénéfiques s'ils sont pris de la bonne façon. Il est également bon de combiner les aliments pour obtenir l'apport ultime en nutriments. Aussi nécessaire que nos besoins soient pour passer la journée avec un ventre satisfait, un mauvais choix d'alimentation peut nous mener sur une longue mauvaise voie qui peut entraîner des blessures graves, que ce soit en tant que débutant avec peu d'informations ou en tant qu'amateur de fast-food avec le désir d'étancher. Dans ce livre, vous avez appris à être en bonne santé, ce qui est excellent pour les débutants comme vous. N'oubliez pas de réguler votre consommation de fruits, en particulier les fruits et légumes acides.

# Mot de la fin

Merci encore d'avoir acheté ce livre !

Nous espérons vraiment que ce livre pourra vous aider.

L'étape suivante consiste à vous **inscrire à notre bulletin électronique** pour recevoir des mises à jour sur de nouveaux livres ou les promotions à venir. Vous pouvez vous inscrire gratuitement et en prime, vous recevrez également notre *livre " 7 erreurs de conditionnement physique que vous ne savez pas que vous faites "* ! Ce livre de bonification décompose plusieurs des erreurs de *fitness* les plus communes et démystifie plusieurs des complexités et de la science de se mettre en forme. Le fait d'avoir toutes ces connaissances de *fitness* organisées dans un livre pratique, étape par étape, vous aidera à vous lancer dans la bonne direction dans votre parcours de mise en forme. Pour vous inscrire à notre bulletin électronique gratuit et obtenir votre livre gratuit, veuillez visiter le lien et vous inscrire **www.effingopublishing.com/gift**

Enfin, si vous avez aimé ce livre, nous aimerions vous demander une faveur, auriez-vous l'amabilité de laisser une critique pour ce livre ? Ce serait grandement apprécié ! Merci et bonne chance!

# À propos des coauteurs

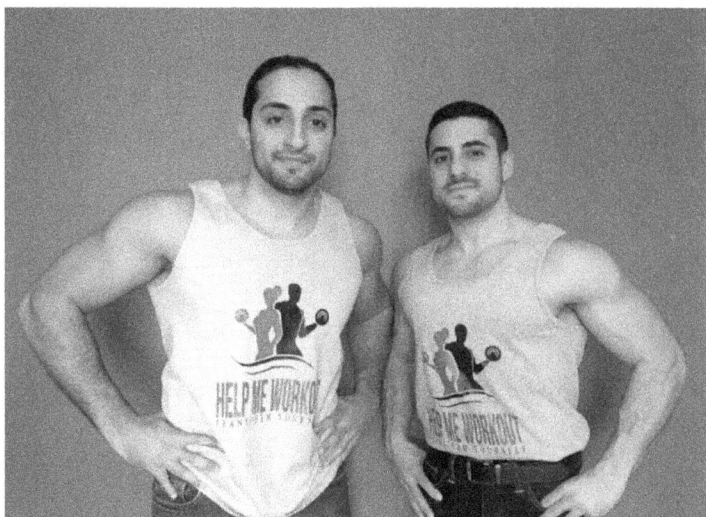

Notre nom est Alex & George Kaplo ; nous sommes tous les deux des entraîneurs personnels certifiés de Montréal, Canada. Commencerons par dire que nous ne sommes pas les plus musclés que vous rencontrerez et cela n'a jamais vraiment été notre but. En fait, nous avons commencé à nous entraîner pour surmonter notre plus grande insécurité quand nous étions plus jeunes, c'est-à-dire notre confiance en nous-mêmes. Il se peut que vous ayez des difficultés en ce moment ou que vous souhaitiez simplement vous remettre en forme, et nous pouvons certainement vous comprendre.

Personnellement, nous avons toujours été intéressés par le monde de la santé et du fitness et nous voulions gagner du muscle en raison des nombreuses intimidations que nous avons subies à l'adolescence. On s'est dit qu'on pouvait faire quelque chose pour changer l'apparence de notre corps. On ne savait pas par où commencer. Nous nous sentions parfois inquiets et effrayés à l'idée que d'autres personnes se moquaient de nous parce que nous faisions les exercices de la mauvaise façon.

Après beaucoup de travail, d'études et d'innombrables essais et erreurs, certaines personnes ont commencé à remarquer à quel point nous devenions plus en forme et à quel point nous commencions à nous intéresser vivement au sujet. Cela a amené de nombreux amis et de nouveaux visages à venir nous voir et à nous demander des conseils de fitness. Au début, cela semblait étrange quand les gens nous demandaient de les aider à se remettre en forme. Mais ce qui nous a fait avancer, c'est quand ils ont commencé à voir des changements dans leur propre corps et nous avons dit que c'était la première fois qu'ils voyaient de vrais résultats! De là, de plus en plus de gens ont continué à venir nous parler, et cela nous a fait réaliser à tous les deux, après tant d'études dans ce domaine, que cela nous a aidés mais nous a aussi permis d'aider les autres. Jusqu'à présent, nous avons coaché et formé de nombreux clients qui ont obtenu des résultats assez étonnants.

Aujourd'hui, nous sommes tous les deux propriétaires de cette maison d'édition, où nous apportons des auteurs passionnés et experts pour écrire sur des sujets de santé et de conditionnement physique. Nous exploitons également une entreprise de fitness en ligne et nous aimerions communiquer avec vous en vous invitant à visiter le site Web à la page suivante et à vous inscrire à notre bulletin électronique (vous recevrez même un livre gratuit).

Enfin, si vous êtes dans la situation dans laquelle nous nous trouvions une fois et que vous avez besoin de conseils, n'hésitez pas à demander... On sera là pour vous aider !

Vos entraîneurs,

## Alex et George Kaplo

# Télécharger un autre livre gratui-

# tement

Nous voulons vous remercier d'avoir acheté ce livre et vous offrir un autre livre (aussi long et précieux que ce livre), "7 *erreurs de conditionnement physique que vous ne savez pas que vous faites* ", entièrement gratuit.

Visitez le lien ci-dessous pour vous inscrire et le recevoir :

Dans ce livre, nous allons décomposer les erreurs de santé et de conditionnement physique les plus courantes, que vous commettez probablement en ce moment même, et nous allons vous révéler comment vous pouvez facilement vous mettre dans la meilleure forme de votre vie !

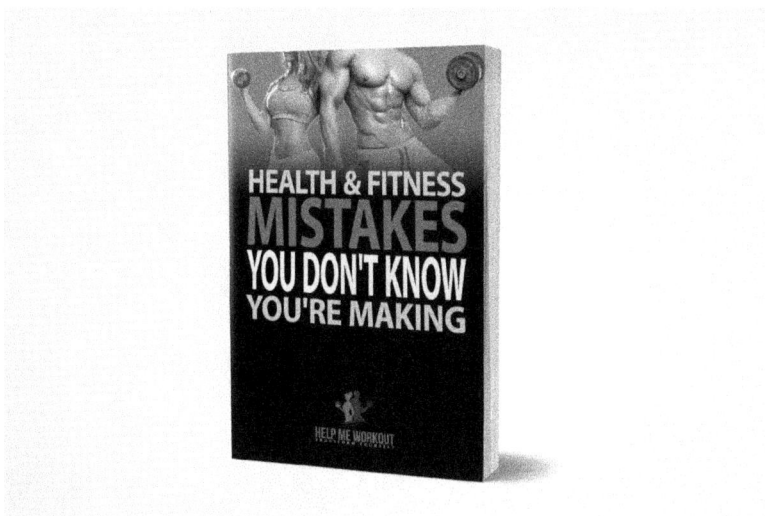

En plus de ce cadeau précieux, vous aurez également l'occasion d'obtenir nos nouveaux livres gratuitement, de participer à des concours et de recevoir d'autres courriels précieux

de notre part. Encore une fois, visitez le lien pour vous inscrire :

 www.effingopublishing.com/gift.

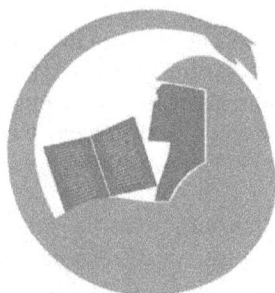

**EFFINGO**
Publishing

Pour plus de livres, visitez le site :

EffingoPublishing.com

www.ingramcontent.com/pod-product-compliance
Lightning Source LLC
Chambersburg PA
CBHW050728030426
42336CB00012B/1463